U0145211

從JCI到CARF

◆復健醫療品質國際認證之路◆

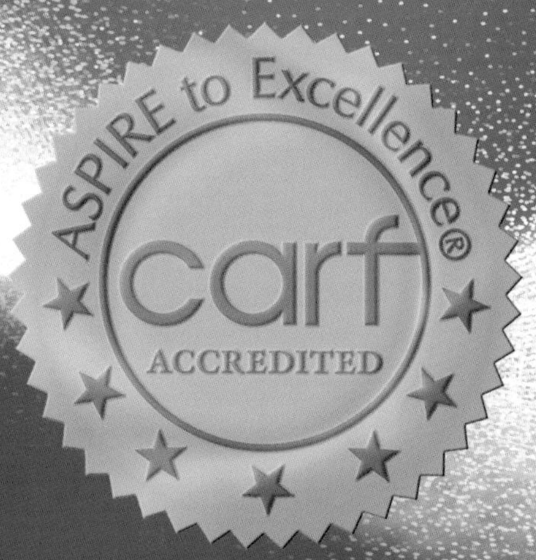

總策劃 李飛鵬
總編輯 吳麥斯
編審委員 張丞圭、程毅君、李思智
主編 劉燦宏　執行編輯 林靖瑛

作者簡介

（依章節順序排列）

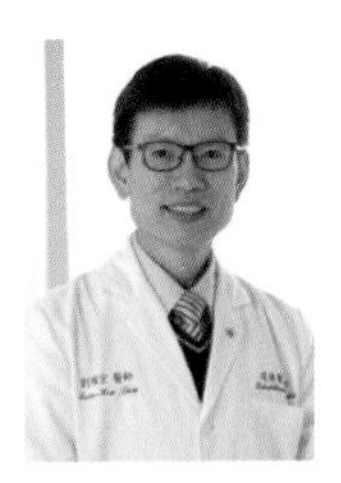

劉燦宏

現職：雙和醫院復健醫學部部主任
臺北醫學大學醫學院副院長暨醫學系系主任
臺北醫學大學醫學系教授

學歷：國立陽明大學公共衛生研究所博士、醫務管理研究所碩士
臺北醫學大學醫學系醫學士

經歷：萬芳醫院復健醫學部部主任
澎湖醫院復健科主任

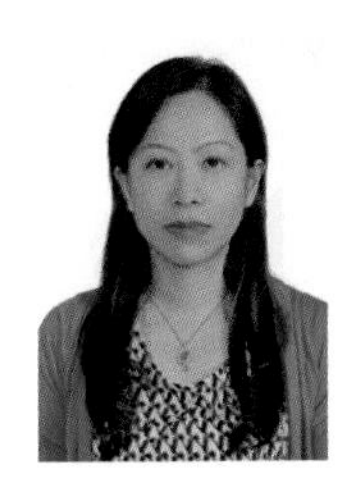

林靖瑛

現職：雙和醫院復健醫學部經營組技術組長
社團法人台灣國際健康功能與身心障礙分類系統（ICF）研究學會秘書長
台灣體適能健康促進協會秘書長

學歷：國立臺北大學企業管理學系博士
臺北醫學大學醫務管理學研究所碩士、護理系

經歷：雙和醫院復健醫學部
萬芳醫院復健醫學部、企劃組、醫事室、採購組、護理部門

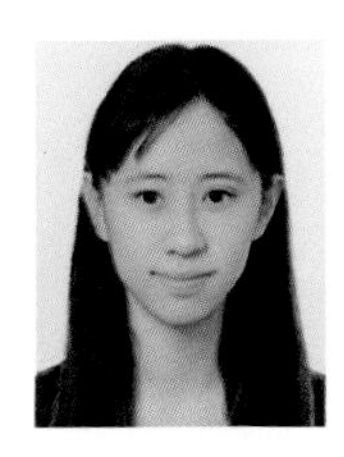

李牧芸

現職：臺北醫學大學醫務管理學系學生

學歷：臺北醫學大學醫務管理學系

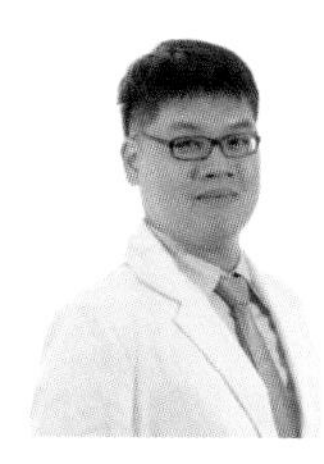

周林傳

現職：雙和醫院復健醫學部主治醫師
學歷：臺北醫學大學醫學系醫學士
經歷：財團法人林口長庚醫院外科部住院醫師
雙和醫院復健醫學部住院醫師、總醫師

林瑜琦

現職：雙和醫院秘書室副主任、稽核組組長
學歷：美國杜蘭大學MPH，主修醫院管理
經歷：衛生署、臺大醫院、萬芳醫院

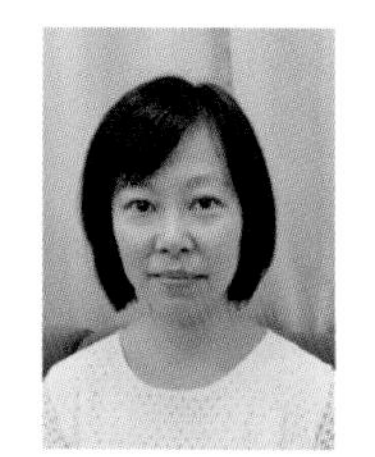

鄭琇仁

現職：雙和醫院會計室主任
學歷：國立空中大學商學系
經歷：萬芳醫院會計室副主任、帳務組組長

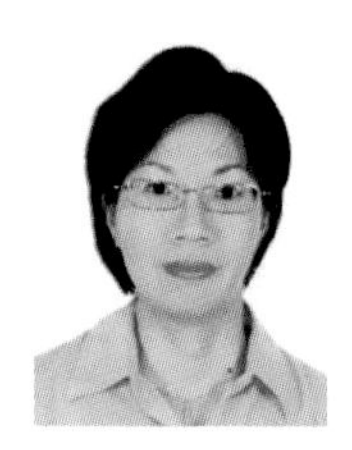

李碧玲

現職：衛生福利部雙和醫院醫療事務室主任
學歷：國立臺北護理學院醫護管理學系醫務管理組
經歷：衛生福利部雙和醫院醫療事務室副主任
臺北市立萬芳醫院病歷組組長
臺北市立萬芳醫院企劃組組員

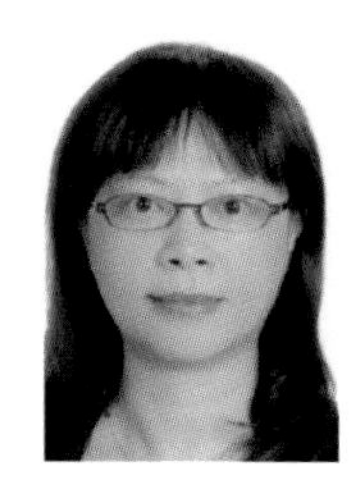

李紫娟

現職：雙和醫院人力資源室主任
學歷：中國醫藥大學醫務管理學系碩士班
經歷：臺北醫學大學附設醫院會計室主任
臺北醫學大學附設醫院醫療事務室主任
財團法人天主教湖口仁慈醫院資材室主任

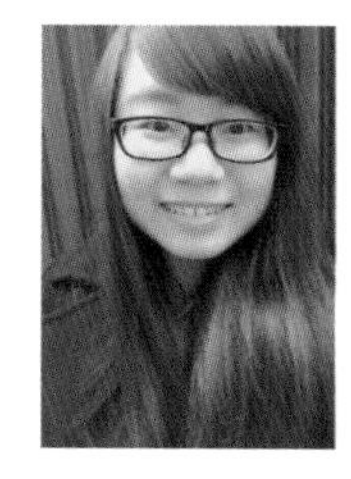

林于涵

現職：雙和醫院人力資源室人力發展組事務員
學歷：國立雲林科技大學國際管理學士學位學程

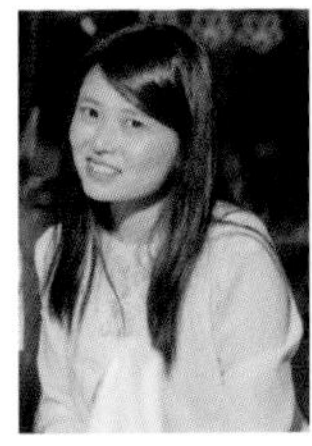

李宛玲

現職：雙和醫院人力資源室人力發展組組長

學歷：臺北醫學大學醫務管理學系碩士班

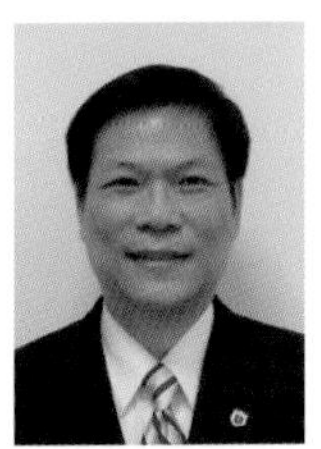

藍正雄

現職：雙和醫院職業安全衛生室主任

學歷：國防大學政治研究所

經歷：衛生福利部全國護理機構評鑑委員
新北市、臺北市衛生局醫院護理機構督考委員
國際醫療醫院JCI評鑑「醫院安全管理」輔導專家

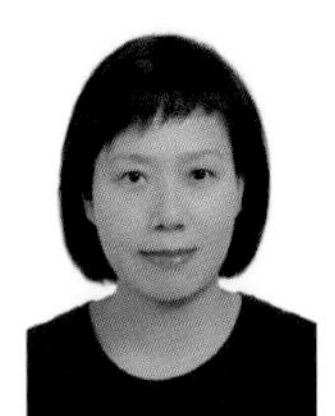

吳美容

現職：雙和醫院醫療品質部醫療副主任

學歷：國防醫學院護理研究所

經歷：雙和醫院護理部督導長
臺北醫學大學護理系講師

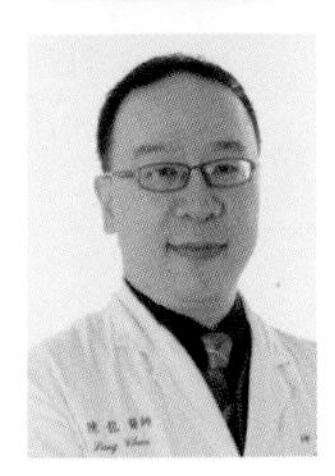

陳龍

現職：雙和醫院醫療品質部主任、神經科主治醫師
臺北醫學大學醫學院醫學系神經學科助理教授

學歷：國立師範大學健康促進與健康教育學系博士

經歷：雙和醫院醫療品質部醫療副主任

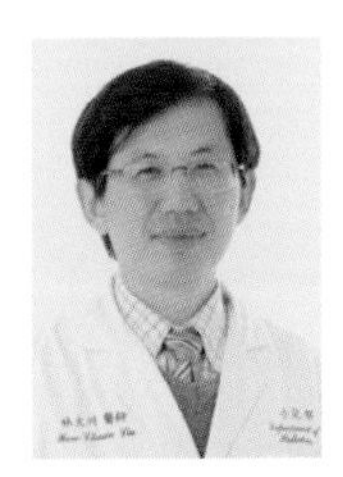

林文川

現職：雙和醫院感染管制室主任
雙和醫院小兒部專任主治醫師暨小兒感染科專科醫師
國立臺灣大學醫學院附設醫院小兒部兼任主治醫師

學歷：國立臺灣大學醫學系

經歷：天主教耕莘醫院永和分院小兒部主任

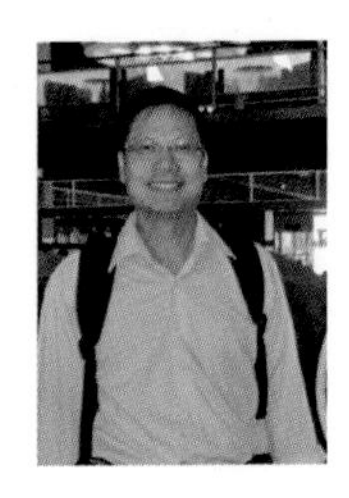

張文榮

現職：雙和醫院總務室醫工組組長

學歷：中原大學醫學工程學系

經歷：康寧醫院工務室醫工專員

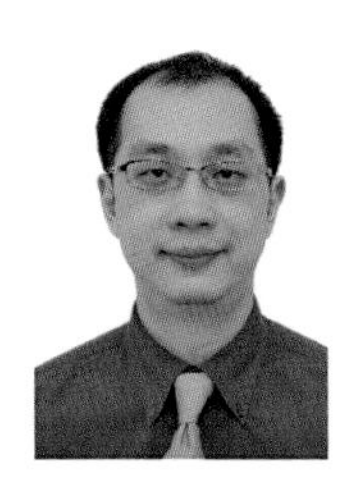

李國隆

現職：雙和醫院社會工作室主任
學歷：中央警察大學犯罪防治研究所博士
經歷：雙和醫院社會工作室組長
　　　敏盛綜合醫院社會工作室組長
　　　國泰綜合醫院社會服務室社會工作員

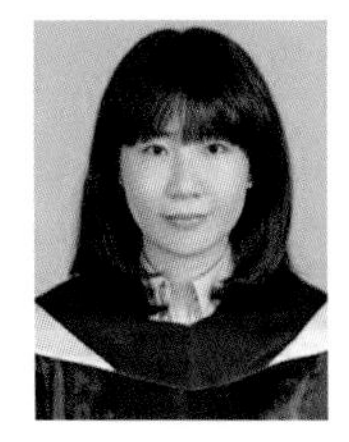

謝亨如

現職：雙和醫院醫務部副主任
學歷：臺北醫學大學醫務管理學系研究所碩士
經歷：雙和醫院公關組組長、醫務部組長

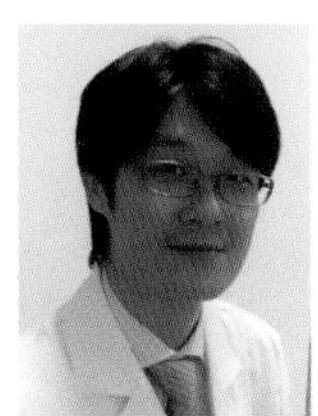

陳弘洲

現職：雙和醫院復健醫學部主治醫師
　　　雙和醫院實證健康照護中心副主任
　　　臺北醫學大學醫學系復健學科專任講師
學歷：臺北醫學大學醫學系
經歷：臺北醫學大學附設醫院復健科住院醫師

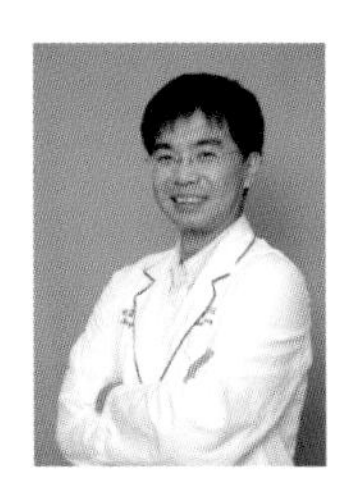

林立峯

現職：雙和醫院復健醫學部技術長
　　　臺北醫學大學高齡健康管理學系助理教授
　　　新北市物理治療師公會長照委員會主委
學歷：國立陽明大學醫學工程研究所博士
經歷：馬偕醫院復健醫學部物理治療師
　　　萬芳醫院復健醫學部物理治療師

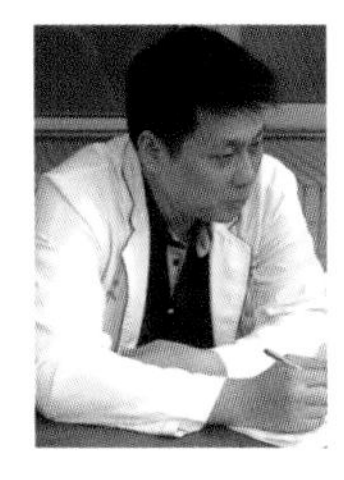

林睿騏

現職：雙和醫院復健醫學部技術組長、職能治療師
　　　中華民國職能治療師公會全國聯合會秘書長
學歷：國立臺北護理健康大學運動保健系碩士在職專班碩士
　　　國立臺灣大學職能治療系學士
經歷：臺北市立萬芳醫院復健醫學部職能治療師
　　　臺北市立關渡醫院身心科職能治療師
　　　新北市學校巡迴服務職能治療師、新北市居家社區復健方案職能治療師

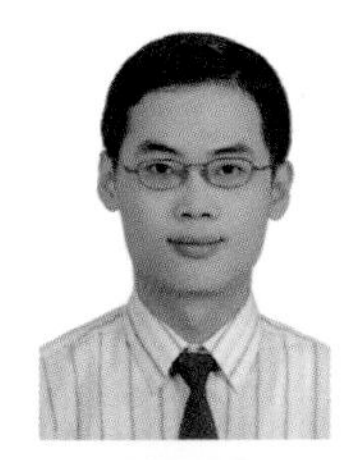

楊政道
現職：雙和醫院復健醫學部住院醫師
學歷：高雄醫學大學醫學士
經歷：雙和醫院復健醫學部總醫師
亞東紀念醫院一般醫學科住院醫師

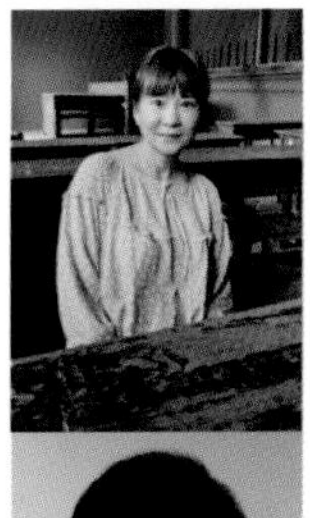

陳美惠
現職：雙和醫院預防醫學暨社區醫學部組長
學歷：國立陽明大學研究所畢業
經歷：臺北醫學大學護理系兼任講師
財團法人天主教耕莘醫院副護理長

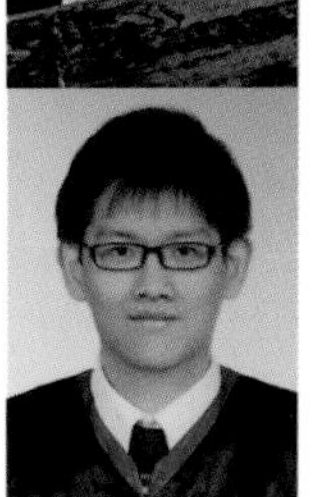

李育豪
現職：雙和醫院復健醫學部住院醫師
學歷：臺北醫學大學醫學士
經歷：雙和醫院內科部住院醫師
臺大醫院一般醫學科住院醫師

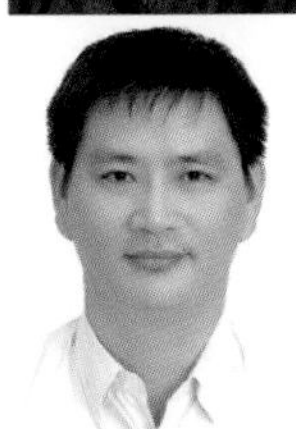

韓和益
現職：雙和醫院 208病房護理長
學歷：臺北醫學大學護理研究所碩士
經歷：急救技能推廣協會理事
第四屆台灣腦中風病友協會監事

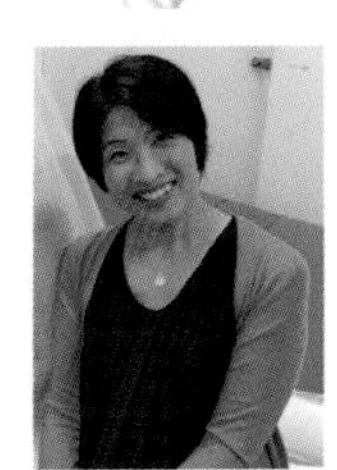

蔡園菁
現職：雙和醫院復健醫學部語言治療組組長
新北市語言治療師公會常務理事
學歷：國立臺北護理健康大學運動保健所碩士
臺北醫學大學護理學系畢業
經歷：臺北市居家長期照護居家語言治療師
臺北市立萬芳醫院復健醫學部語言治療師
臺北市早療服務巡迴語言治療師

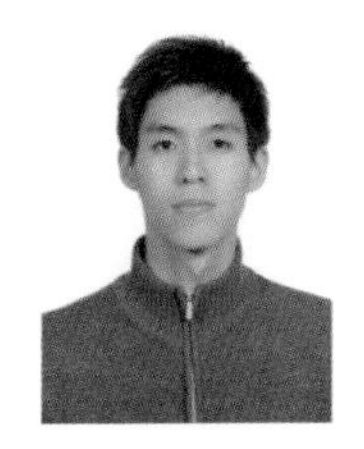

胡翔越
現職：雙和醫院復健醫學部住院醫師
學歷：長庚大學醫學系學士
經歷：長庚大學一般醫學科住院醫師

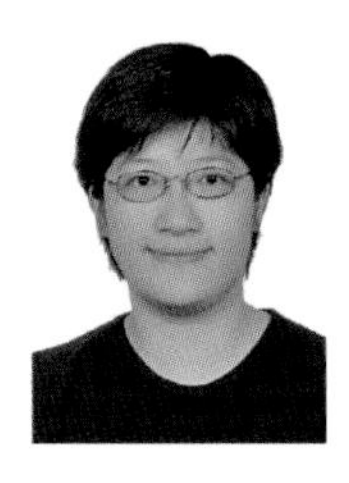

潘懿玲

現職：臺大醫院復健醫學部物理治療技術科物理治療師
學歷：國立臺灣大學醫學院物理治療學系暨研究所碩士
　　　國立臺灣大學醫學院物理治療學系學士
經歷：中華民國物理治療學會副秘書長
　　　臺大醫院早期療育中心治療組長
　　　臺大醫院復健醫學部物理治療技術科總治療長

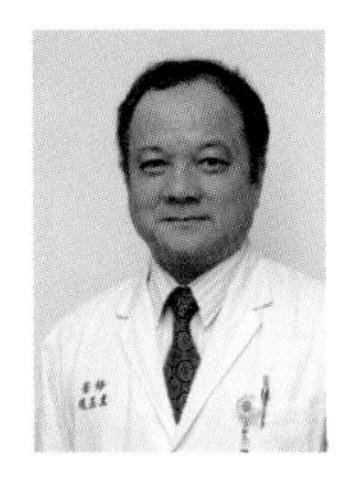

張丞圭

現職：雙和醫院醫療副院長
　　　台灣神經外科醫學會第十二屆名譽理事
學歷：陽明醫學大學生理學研究所博士
經歷：恩主公醫院副院長兼外科部主任、
　　　台灣神經脊椎外科醫學會第八屆理事
　　　台灣神經外科醫學會第十一屆理事長
　　　臺北醫學大學傷害防治學研究所教授

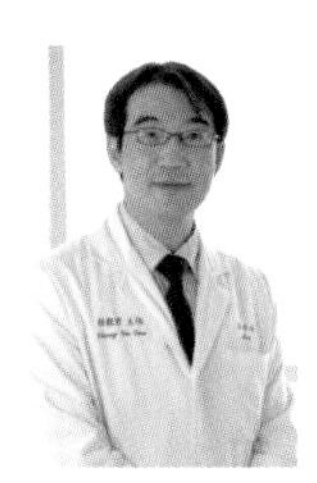

程毅君

現職：雙和醫院副院長、麻醉科主任
　　　臺北醫學大學麻醉學科副教授
　　　台灣麻醉醫學會模擬醫學委員會副主任委員
　　　台灣麻醉醫學會臨床麻醉指引審訂委員會委員
學歷：國立政治大學經營管理（EMBA）碩士
　　　臺北醫學大學醫學系學士
經歷：台灣麻醉醫學會理事
　　　雙和醫院醫療品質部主任
　　　臺大醫院麻醉部主治醫師

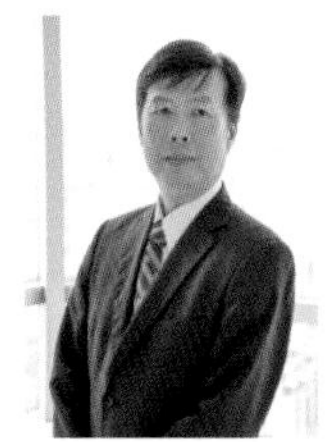

李思智

現職：雙和醫院行政副院長
學歷：美國南加州大學醫務管理碩士
經歷：臺北醫學大學總務長
　　　臺北醫學大學附設醫院總務室主任

追求卓越～不斷精進

臺灣的醫療水準與醫院管理不斷向上提升，許多醫療機構已將參與國際醫院評鑑列爲例行工作，積極與國際接軌，在國際上獲得相當高的評價。近3年來，包括國家地理頻道、時代雜誌、紐約時報及CNN等國際媒體皆有專題介紹臺灣醫療成就。

雙和醫院的願景是「達成高品質高績效的國際一流大學醫院」，爲了讓醫院迅速成長、與國際接軌，醫院同仁們已歷經三次JCI評鑑的洗禮，醫療品質不斷提升中。而要提升醫療品質最容易的方式，就是透過外部單位的檢視，來改善內部的不足，在復健醫學部劉燦宏主任主動提及申請美國CARF認證時，當時身爲雙和醫院院長的我，對於有醫療部門爲了提升醫療品質，主動提及要參加國際認證，感到非常欣慰，毫無猶豫的就同意全力支持，並在主管會議上宣布所有相關單位皆應全力支持復健醫學部。

從準備CARF認證到正式評鑑的那三天中，全院相關部門發揮團隊合作的精神，配合準備相關資料，主動積極回覆委員的提問；同時看見復健醫學部同仁的成長，從排斥到不畏困難的扛下CARF認證準備工作，擔起協調相關部門的責任，知曉第一次就通過三年認證的那一刻，大家欣喜若狂，凝聚力更加提升，一切的努力都值得了。評鑑結束後，便鼓勵雙和的同仁將這些努力轉化成文字，留下紀錄。

CARF組織的精神準則是「追求卓越」，依循著ASPIRE(Assess、Set Strategy、Person Input、Review Result、Effect Change) 的指標來做認證，非常值得所有復健醫療單位參與認證，未來雙和醫院也很樂意與各醫療院所分享準備經驗。

李飛鵬 謹誌

臺北醫學大學副校長

2017年12月

營造「以病人為中心」的醫療環境

雙和醫院歷任院長一直秉持「關懷、承諾、創新」的經營理念守護社區的健康，不斷透過參與評鑑與認證，來改善流程、提升雙和的醫療品質、服務環境與病人安全，包含醫策會辦理的醫院評鑑、疾病照護品質認證，以及JCIA(Joint Commission International Hospital Accreditation)、HACCP(Hazard Analysis and Critical Control Point System)、AAHRPP(Association for the Accreditation of Human Research Protection Programs) 等認證，讓同仁將品質與病人安全內化至日常作業程序中，並成為習慣，以共同創造更高、更安全的服務品質。麥斯很榮幸在整個北醫體系發展最蓬勃的時代躬逢盛會，加入雙和團隊，共同為臺北醫學大學雙和醫院努力。

此次本院復健醫學部通過美國CARF(Commission on Accreditation of Rehabilitation Facilities)認證，不僅展現符合國際復健醫療的標準，同時也提升了醫療單位對醫病溝通、營運、風險管理與績效評估的能力，此舉可做為其他醫療單位乃至於其他院所的楷模，讓臺灣臨床醫療與管理水準不斷提升，跨足世界舞臺與國際接軌。

吳麥斯 謹誌

臺北醫學大學・部立雙和醫院院長

2017年12月

積極展現「以病人為中心」的醫療品質

臺北醫學大學的附屬醫院已通過多次JCI評鑑，醫療服務設計皆圍繞著「以病人為中心」的精神，這與CARF認證的精神相符。因此，我鼓勵臺北醫學大學各附屬醫院的復健醫學部申請CARF認證，將臺灣高品質的醫療展現給全世界。於是當復健部劉燦宏主任和院長下定決心要申請CARF認證時，我答應他們擔任顧問一職，多次飛回臺灣協助準備方向與審視進度，期望他們能一舉通過三年認證資格。

雙和醫院的醫療品質是令人讚嘆的，在復健病房的走廊、病床邊處處可見衛教資訊，衛教系統資訊化，且有生動的影片，讓病人及家屬更容易了解疾病的進程、治療方式與所需的檢查，拉近了醫病溝通的管道，減少資訊不對等的情形。這次的評鑑只是自然的地呈現出臺灣原有的復健醫療水準，期待有更多的復健醫療團隊能申請CARF認證，讓臺灣的復健醫療在國際舞台上發光發熱。

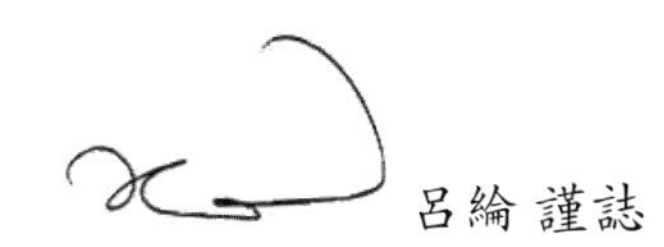

呂綸 謹誌

Henry L. Lew, MD, PhD
Tenured Professor and Chair
University of Hawai'i School of Medicine
Department of Communication Sciences and Disorders
Honolulu, HI, USA
Adjunct Professor,
Virginia Commonwealth University School of Medicine
Department of Physical Medicine and Rehabilitation
Richmond, VA, USA
2017年12月

鼓動復原健康之路：ASPIRE from CARF的雙和經驗

在追隨世界醫療照護持續重視品質與管理的趨勢中，臺灣的醫療機構除了參與各種形式的國際醫院評鑑之外，更積極深化與國際潮流接軌，在更細化的醫療專業上爭取國際層級的評鑑。因此，除了常見的美國Joint Commission International (JCI)在巨觀層級的醫院評鑑之外，亦接受微觀層級的Clinical Care Program Certification (CCPC)評鑑。此次有幸參與雙和醫院在過去接受JCI與CCPC評鑑所建立的基礎上，更上一層樓申請參與美國CARF(Commission on Accreditation of Rehabilitation Facilities)認證的翻譯工作，再次彰顯雙和醫院參與急性醫療的國際認證之外，秉持臺北醫學大學醫療系統誠樸、關懷、卓越、創新的精神，在非急性醫療的復健照護上持續邁向立足臺灣、接軌國際的品質保證。

承襲過去參與JCI與CCPC評鑑所建立的基礎，發揚在CARF組織追求卓越的精神準則，在巨觀與微觀的面向，執行Assess、Set Strategy、Person Input、Review Result、Effect Change的縮影「ASPIRE」，體現在復健醫療與照護的核心宗旨就是要鼓舞

(Aspire)病人健康復原的希望與願景。這樣的核心宗旨不但在所有復健醫療單位參與認證的過程中得到驗證，更投射在所有與復健醫療與照護相關的護理、社工、藥劑、營養、醫工、環境、人資，甚至財務、會計的面向。而這樣的面向不正是在長照領域中，全人、全隊、全專業的方式，才能讓照護接受者得到全面性照護的最佳寫照。

在CARF揭櫫的ASPIRE中，「Assess the environment」面向聚焦在所服務的對象，而服務提供單位與醫院領導要評估執業環境，並以可被員工信賴的能力與風格，引領相關人員朝達成目標的方向前行；在「Set strategy」上，平衡醫院特性與未來發展方向是一個需要精心思維、詳細計畫的挑戰，而發展這計畫需要多面向的意見激盪才得以完成，這些多面向的意見就是來自於所服務的對象以及各個專業與行政庶務的服務提供者；在「Person served」中強調醫院所提供照護的人是醫院存在的理由，所以他們的回饋是醫院在設計、規劃與提供服務的必要依據。而這些意見所涵蓋的範圍由出資者、監察人、社區成員、社會大眾，擴展到相關照護專業與庶務人員都是同要重要的；「Implement the plan」面向強調在達到所有法令與政策要求、完善財務規劃、風險管理與降低損失、提供健康與安全環境、珍惜人力資源、整合技術與科技、與所照護的人溝通並保護其權益，並去除所有醫療照護可及性的障礙；「Review results」則強調在設計、發展並施行計畫後，藉由衡量所做的與想做的之間的差異，來審視計畫所帶來的效果；「Effect change」則是在了解醫院的長處與需改進之處後，讓改變能發揮成效，經由各方的意見灌注在品質改進的架構中，能夠導引醫院邁向成功之路。這部分整合了以往國內常見的品管改善策略到復健醫療照護範疇中。

呼應臺灣現今高齡化社會與長期照護領域中，復健醫學與照護在其中所扮演的重要角色，雙和醫院不僅展現在追求符合國際復健醫療標準與專業趨勢的企圖心，同時也提升了復健醫療照護單位對團隊合作在營運、管理與績效評估能力，以及如何將此團隊合作的成果反應在醫療與照護的連續性，讓臺灣復健醫療照護與管理水準不斷提升，做爲其他非急性醫療單位與院所的楷模，與國際專業照護與管理的水準接軌。

謹誌
臺北醫學大學護理學院副教授
2017年12月

序言：Dreams come true

2004年我到美國哥倫比亞大學擔任訪問學者，期間順道拜訪了美國東岸三家知名且有歷史的復健機構，除了感嘆其規模及技術外，我發現每一家醫院的入口處，都有一個CARF的logo，剛開始覺得好奇，訪問到第三家，忍不住好奇心，還沒進醫院就指著CARF logo詢問，接待醫師告訴我，CARF是國際復健品質的認證，近20幾年間他們已經通過八次認證，言談之間可以感受到CARF帶給他們的驕傲與自信。

回國後，偶而出國參加國際復健年會，例如ISPRM或是ACRM等，在會場展場又看到CARF的攤位，同時遇到了人稱CARF教母的Chris MacDonell，她將一生青春都奉獻給了CARF，雖然貴爲CEO，掌管上千位認證委員，但是展場攤位幾乎都是她自己來，幾次見面熟稔之後，我問她我們醫院已經評過JCI，還有需要參加CARF認證嗎？她首先肯定JCI，但是CARF和JCI不同，JCI是整個醫院評鑑，復健雖然參與其中，但是其實分量不多，然而復健治療有特殊性與醫院的常規治療不同，更著重團隊合作與溝通，而復健病人屬性也和醫院的病人不同，多是年長、失能且需要長時間住院，他們需要更特別的保護和評估，因此需要更仔細的認證，不過她也強調，我們醫院評過JCI，對接受CARF認證絕對有幫助。

10年來，雖然參加國際會議時一定拜訪MacDonell的攤位，老實說仍覺得CARF離我們很遠，美國的醫療系統和復健制度與我們不同，最重要的是給付不同，我們的論件計酬遇上CARF的高品質和以病人爲中心，要如何兼顧？因此，對接受CARF認證我一直躊躇不前。感謝程毅君副院長和醫品部吳美容副主任，他們辦理醫院評鑑相當有經驗，從預算編列、通過到執行，一路協助我，而且剛好今年醫院沒有其他大型評鑑，在預算編列與人員動員上困難度較低，就把今年的CARF當做是明年醫院第四次接受JCI的小操兵；此外，也感謝北醫附醫的陳適卿副院長和賴建宏主任，他們也是積極準備要接受CARF認證，還一度邀請MacDonell到醫院協助預評，只是後來因復健空間挪動，計畫生變而暫停，賴主任很大方的將CARF條文中譯本送給我們，省去同仁許多摸索的時間。

準備認證前後大約一年的時間，預算通過後其實是痛苦的開始，萬事起頭難，對全新的條文不了解，醫院原本繁重的工作，多了這項認證工作，同仁難免有些小抱怨，我必須在不同場合鼓舞大家。首先邀請萬華醫院張力山副院長和復健團隊蒞院分享，他們中西醫整合住院療程已通過CARF認證，感謝萬華團隊的分享，同仁對CARF有初步認識；接續是條文導讀，雖然有三次JCI的基礎，對條文有一定的掌握，但CARF和JCI的條文表達方式和精神不同，CARF比較著重宣示意義，會有許多解釋和舉例，因此一開始導讀時，每個人臉都綠了一半，如果要按照條文每一個項目準備，大概可以直接棄械投降了，同仁士氣一度相當低落，此時我只好求助遠在夏威夷大學的呂綸教授協助，他是CARF認證委員，對準備認證非常有經驗，經過他的解釋，我們才了解條文的用意，移除對條文的陰影後，同仁總算露出一絲笑容。

本次準備過程一共進行了三次預評，感謝醫院各單位不厭其煩的大動員，從條文預評到現場訪查，可以看到負責同仁的認真和戒慎，也感謝每次都是張丞圭副院長帶領，張副是全國醫學中心評鑑委員，對評鑑相當有心得，也提供我們CARF認證許多寶貴意見。準備工作越到後期越能體會MacDonell所說：「評過JCI對接受CARF認證絕對有幫助」，CARF雖是復健機構認證，但絕非復健單一部門可以獨力完成，第一章幾乎占了CARF半數條文，談的都是有關全院政策和策略，此部分涵蓋了醫院絕大部分的行政部門，包括人力資源、會計、總務、職安等等，因此由各單位負責各自範圍的條文，還好醫院已有JCI經驗，基礎架構已建置完備，故在準備上可以省去不少心力。第二章和第三章才是與復健相關的條文，我們將三碼條文分給科內同仁負責，另外二碼條文則由主治醫師、技術長和組長們分別負責，因爲二碼條文範圍較廣，有時會橫跨其他單位，需要有經驗的二碼負責人居中連繫和協調。

懷著緊張又期待的心情，終於在2017年6月21-23日正式接受認證，整個認證過程相當順利，正如李飛鵬前院長（現北醫副校長）所言：「評鑑準備過程漫長又痛苦，但是一旦評鑑開始，很快就結束了！」，三天時間，有些小問題，但是沒有大狀況，復健同仁如臨大敵，但是表現稱職，醫院其他單位的表現也讓委員驚豔，委員讚譽有加，讓我們加分不少。

回顧這一年來整個認證過程，最重要是醫院長官和同仁的支持，李前院長在一級主管會議上不只一次說CARF是我的夢（Peter's dream），他要大家幫我實現，有了院長加持，當然各單位的配合就更加賣力了；李思智副院長和同仁在行政上給予充分支持，認證過程幾乎完全比照JCI規格；特別感謝程毅君副院長在條文導讀、工作分配、流程掌控上的協助，因為他經驗豐富，有時我們卡住想不通，他一句話就解決了；感謝護理部蔡主任放下手中工作，三天全程陪同，隨時協助回答問題，許多問題在她的居中協調下當場就解決，幾乎沒有問題留到隔天；8B復健病房也是亮點，許多創新作爲，例如，QR code衛教系統和電子白板交班系統，都讓委員眼睛一亮，駐足良久不忍離去；此外，社工室、藥劑部、營養室、感控室、資訊室等同仁也提供即時火線支援，委員對我們同仁的快速反應印象深刻。

復健同仁從一開始對CARF的小排斥到後來全力以赴，我想是在林立峯技術長一聲令下，加上林睿騏組長、蔡園菁組長、楊玉玲組長、邱靜芳組長和神經復健室小組長張文馨老師的團隊合作下，始能上下齊心，達成目標；復健科醫師在這次認證過程也發揮關鍵角色，包括主治醫師和住院醫師全員動員，每位醫師身上都背負著數條到數10條的條文，特別感謝周林傳醫師全程負責CARF的聯繫，是此次認證主要操盤手和戰情中心主任，準備期間他經歷老二出生、發燒住院等，家庭、工作兩頭燒，備極辛苦，但他始終將CARF放在心上，多少次失眠不曾抱怨，居功厥偉，我唯一能回饋他的就是幫他減了10公斤體重。林靖瑛秘書長也是功臣之一，她擁有多年的醫院行政經驗，在動員人力、流程規劃、與醫院各單位聯繫和溝通協調上發揮長才，對此次認證功不可沒；饒紀倫醫師是John委員的主要陪評者，有他堅強的後盾，我才能無後顧之憂地陪Paula委員走完整個過程；感謝兩位口譯人員賴甫誌教授和潘懿玲老師發揮強大媒合和緩衝功能。

我相信仍有許多默默付出的同事，他們的努力我沒有看到，但是因爲大家的團隊合作，CARF認證工作才能順利完成，感謝大家的付出，我們有緣一起走過這段美好時光，感謝大家！Peter’s dream comes true!

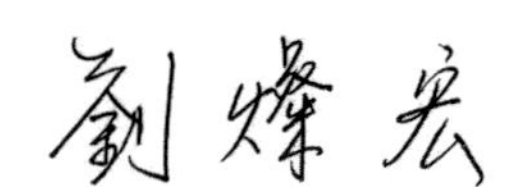

雙和醫院復健醫學部部主任

2017年12月

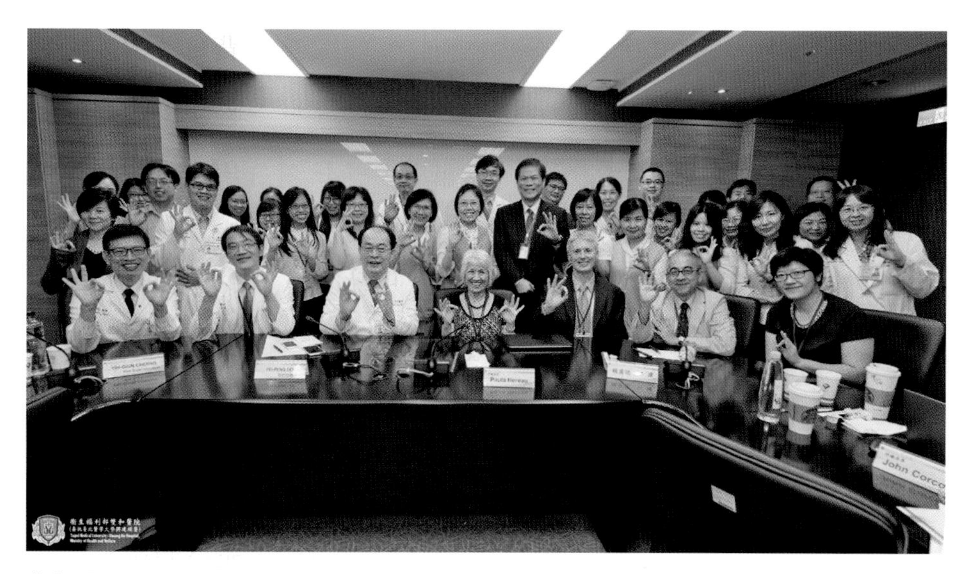

在經過三天CARF的洗禮後，於106年7月25日，我們接獲通過三年認證的通知，大家欣喜若狂；這半年來的努力，就等著慶祝這一刻，這一刻讓我們更堅信邁向「卓越之路」的選擇是對的，我們將持續秉持著「關懷、承諾、創新」的經營理念服務社會大眾。

目錄

第一篇　CARF簡介

第一章　CARF組織介紹

劉燦宏、林靖瑛、李牧芸

一、CARF組織簡介

CARF的全名是Commission on Accreditation of Rehabilitation Facilities，意思爲國際復健機構認證委員會，創立於1966年，是一間獨立且非營利的健康服務認證機構，包含CARF International、CARF Canada和CARF Europe。CARF認證的範疇主要爲高齡服務、行爲健康、兒少服務、醫療復健等等。CARF國際組織目前在25,000個地區，認可超過50,000項計畫及服務。每年更有約1,000萬人接受過CARF認證的機構所提供的服務。高規格的認證要求，能夠幫助醫療機構提升其服務品質，進而展現出它的價值。通過CARF認證的機構，就意味著該機構的品質已符合國際標準。

二、CARF的歷史長河

CARF組織於1966年，由ARC（the Association of Rehabilitation Centers）和NASWHP（the National Association of Sheltered Workshops and Homebound Programs）兩個組織合併組成。1969年，CARF組織在加拿大完成了第一個認證計畫。1994年，重組了員

工配置，加強了三個領域，包含職業與就業發展障礙、醫療復健、酒精及其他藥物和心理健康等面向的服務。更召開了各領域的全國領導小組，以協助基金會的規劃和處理復健服務的內容及當前所面臨的一些問題和趨勢。1995年，CARF出版了標準手冊和解釋指南。1996年出版了第一版認證資料手冊，並在醫療復健醫學部門開啓了幾項新的計畫領域。1997年，CARF與美國退伍人事部簽署了一項合約，並在五年內對他們的所有復健計畫進行認證。2000年，CARF出版了輔助計畫的標準手冊。2001年，CARF被藥物濫用暨心理健康服務管理局及藥物濫用治療中心認可爲鴉片類藥物治療計畫的核准認證機構。2003年，CARF收購了CCAC（Continuing Care Accreditation Commission），CCAC的照護對象主要爲退休的老齡人口。兩個組織的結合也使他們成爲了一所能從兒童服務到老年人的高品質護理機構。2005年，CARF發布了《兒童與青年服務標準手冊》。內容著重於兒童及家庭護理，也包括了幼兒發展、行爲諮詢、兒少日間護理等等。同年，CARF完成了在南美洲認證的第一個計畫。2007年，CARF開始密切關注視力復健的領域，也爲之重新出版了專屬的復健手冊。同時，也開始認證某些醫療器材公司，如義肢和矯正用品的供應商等。2008年，CARF開始推廣在線申請調查的服務。也分別在大洋洲和中東同時進行了首次的認證服務。2009年，CARF完成亞洲第一個認證計畫。2010年，CARF的認證服務延伸到了非洲地區，在非洲進行了第一次的認證計畫。2013年，CARF在行爲健康領域發表了飲食障礙治療計畫的標準。2017年，CCAC的實體及其認證過程完全地融入了CARF，CCAC組織的名字也不再被使用。

半個世紀的努力，使CARF成爲了國際頂尖的認證組織。一路上他們除了不斷地精進自己目前現有的專業領域外，更不斷地擴展各種不同的服務面向。CARF的進步使愈來愈多人們能獲得更高品質的醫療照護服務，同時，也讓世界各地的醫療機構能自我檢視，針對不足的地方做改善，追求更完美的醫療品質。

三、CARF的服務對象

CARF的認證對象相當廣，從高齡服務、行爲健康、兒少服務、醫療器材、社區服務、醫療復健、鴉片類藥物治療及視力復健等，都屬於他們的專業領域。

隨著高齡人口數量的不斷攀升，老年照護服務的需求量也逐年增高。身爲國際一流的認證組織，CARF的老年服務照護標準也領先全球，爲各單位的參考指標。CARF認證的服務範圍包括：退休人口社區關懷、成人日間服務、輔助生活、以人爲本的長期照護、個案管理、獨居老人、失智症照護計畫和中風照護計畫等。

四、CARF醫療復健認證計畫

隨著復健領域的快速變化和進步，CARF的醫療復健標準，在國際上反映了該領域的領先地位。CARF認可各種環境和專業領域的醫療復健計畫，包括：

截肢專業計畫、腦損傷專業計畫、癌症康復專業計畫、個案管理、全面綜合住院復健計畫、家庭和社區服務、跨學科疼痛復健、職業復健計畫、門診醫療康復計畫、住宅復健計畫、護理脊髓系統、中風專業程序、職業服務、兒科專業計畫獨立評估服務。

以「全面綜合住院復健計畫」爲例，全面的綜合住院復健計畫是一個跨團隊互相合作和整合的計畫，綜合醫療和復健服務，每天24小時提供服務。跨團隊成員在病人入住前／時進行評估，以確定病人的醫療和復健需求，依個別需求訂定住院復健計畫，設立目標，定時評核成果，必要時修改目標；同時考量復健服務的連續性，提供病人出院後的照護資訊，使病人能早日回到社區生活。上述計畫需包含疾病照護、復健規劃、輔具需求評估與資源提供、生活自理、社會參與、回歸社區等多面向的考量，而這些都必須由醫療團隊向病人及其關係人揭露與溝通，說明將提供的範圍，共同努力讓病人得到適切的照護，促其康復。

CARF非常重視機構內員工、病人、其他利益相關者的訊息揭露、溝通與反饋，以確保所有政策、計畫之訂定是有意義、可執行的；同樣的，實施後的成果，亦需公布予利益相關人。CARF強調的是機構所提供服務的價值與品質，除了復健醫療照護品質與成效上的要求外，爲了確保機構能永續經營，CARF的條文規範有著宏觀的考量，從大環境考量到內部營運規劃都有詳細的條文規範，包含領導者、政府政策、策略規劃、人員管理、財務管理、風險管理、病人安全、營運工具管理、可近性、服務流程、醫病關係等面向。參與CARF認證，等於讓機構有機會重新審視內部營運管理上是否有未盡事宜，強化不足之處，對機構有非常大的幫助。

由於CARF認證融合許多面向的精髓，且不斷更新，已被國際復健醫學領域認為是「標準指南」，為「國際公認的標準」。通過CARF認證代表與國際接軌，對復健機構、單位來說具有重要意義，值得大家參與。

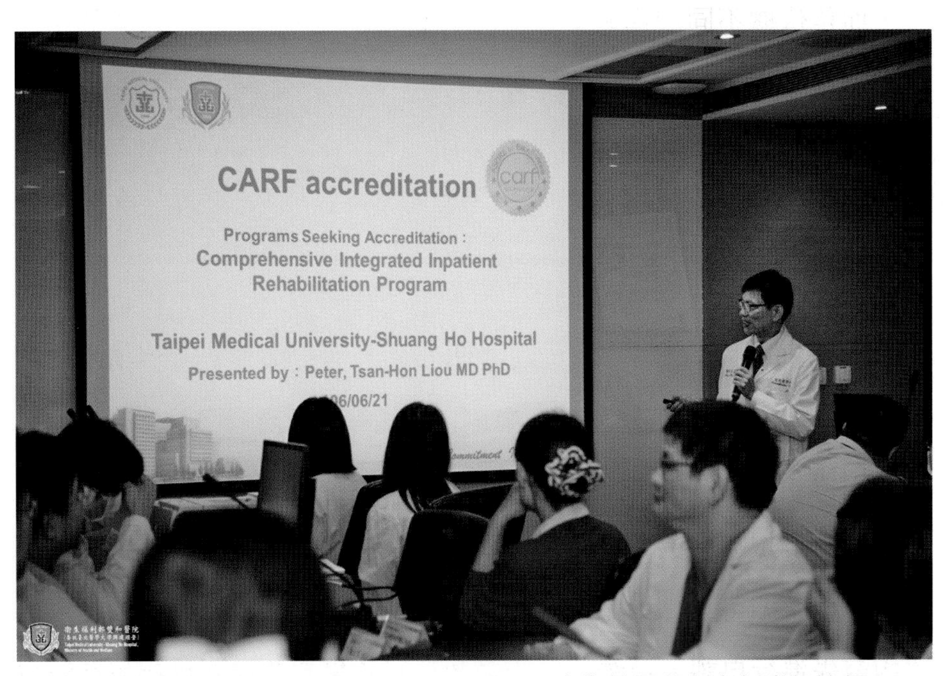

正式評鑑第一天Orientation Conference，由復健醫學部主任進行簡報

第二章 CARF評鑑的方式

周林傳

一、重點摘要

CARF標準的制定，是由專業委員共同研究出來的，CARF組織的精神準則是「追求卓越」。因此，他們依循著ASPIRE（Assess、Set Strategy、Person Input、Review Result、Effect Change）的指標來做認證。CARF機構的評鑑方式相當人性化，並沒有一個標準的流程，而是依據不同機構來做彈性的調整。CARF關心復健病人的整個復健療程，在意的是醫療機構是否提供病人符合人性需求的復健環境，而非聚焦於機構的規模或是設備。

二、條文與準備方式

CARF的評鑑方式主要分爲兩個部分，第一部分是欲申請評鑑之部門，必須在線上完成申請。塡妥電子申請表格後，便可送出申請。完成線上申請前，首先要先與CARF的resource specialist做email會談。他們會根據會談的內容給予一組登入CARF網站的帳號密碼。取得密碼後，即可上網塡寫資料。塡妥資料後，申請單位就能依據條文的內容先進行自評。自評後，申請單位可依據自評結果檢視目前較爲不足之處，再加以改善。CARF組織會依據申請單位的規模、特性及狀況來決定他們要評鑑的內容，也會根據醫院的資訊來調整要評鑑的項目有哪些。復健科的病床數有多少、整個組織體系有多大，也是他們決定需要花多少時間來做到院評鑑（onsite survey）的重要指標。

第二部分就是所謂的到院評鑑，CARF評鑑就如同以往的醫院評鑑，由兩個以上的委員做實地訪查。訪查的內容主要是依據CARF條文，一個項目、一個項目的看是否達到他們的標準。過程中委員也會不斷地與評鑑單位協調、溝通，以完成整個評鑑流程。

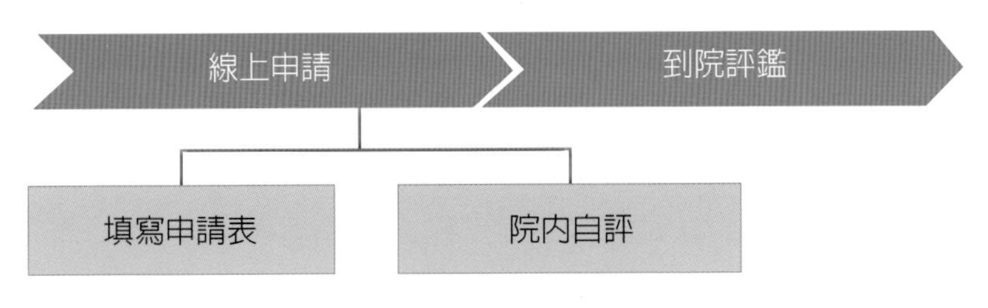

評鑑流程示意圖

第二篇　準備期

第一章　宏觀的領導風範（Leadership）

林瑜琦

第一節　企業文化的塑造

一、重點摘要

CARF強調以人爲中心的服務理念，服務的設計與提供都需以病人爲中心，而此理念必須從領導階層的經營管理、單位所提供的服務內容、員工服務病人的態度上彰顯出來。本院從符合機構發展的方向建立宗旨、願景、目標，推動員工上下一致共同遵循的價值觀，並透過制度、活動的設計與執行，以及對內、對外各種溝通管道持續加強，潛移默化影響員工觀念及行爲，逐步形成企業文化。

二、條文說明與準備方向

每個企業都有自己獨特的創業過程與發展的軌跡，而領導階層的經營理念往往決定一個企業的興衰。文化塑造的目的在使企業員工可以發自內心，在企業的價值觀下自動自發地執行其工作，文化塑造的過程則有賴於領導階層對企業價值觀的重視與堅持。此外，溝通管道的建立與經營亦非常重要，健全的溝通管道才能傳遞正確的訊息，並即時蒐集各界的回饋，適時調整，如此才能讓企業文化影響力有最佳發揮。

CARF強調以人爲中心，醫院的經營者也必須認同這個理念，營造以人爲中心的哲學，成功的企業文化經營會展現在領導階層及員工身上，並引領所提供服務的設計。

臺北醫學大學（以下稱北醫）沒有富爸爸，從吳興街的鐵皮屋起家，發展至今成爲在大臺北地區擁有三所總病床數超過3,000床的附屬醫院，一切都是胼手胝足奮鬥而來，這樣的發展過程塑造了積極突破從無到有的企業文化，從滴下的汗珠換取甜美的果實，讓我們格外珍惜，也讓我們更孜孜不倦，以求維持競爭力。北醫大體系定調「品質」是我們追求的文化，因此體系內的醫院先後接受ISO認證、國家品質獎、JCIA（Joint Commission International Accreditation）、AAHRPP（Accociation for the Accreditation of Human Research Protection Programs）等國際級專業評鑑的洗禮，雙和醫院更是深受此企業文化影響，從宗旨、願景、目標、經營理念之訂定，向員工彰顯機構所重視的價值，而下放到各單位主管的管理與服務的設計，皆必須以機構的價值爲最高指導原則。

以復健醫學部爲例，配合醫院發展的宗旨及方向，設計以病人爲中心的服務流程，包括媒體資訊管理、就醫諮詢管道、準時開診制度、候床住院流程、復健臨床指引、病房管理、出院準備服務、意見反映管道、回診追蹤制度等，讓病人不僅得到完整便捷的醫療服務及照護，對於疾病的改善也能有符合期待的結果。

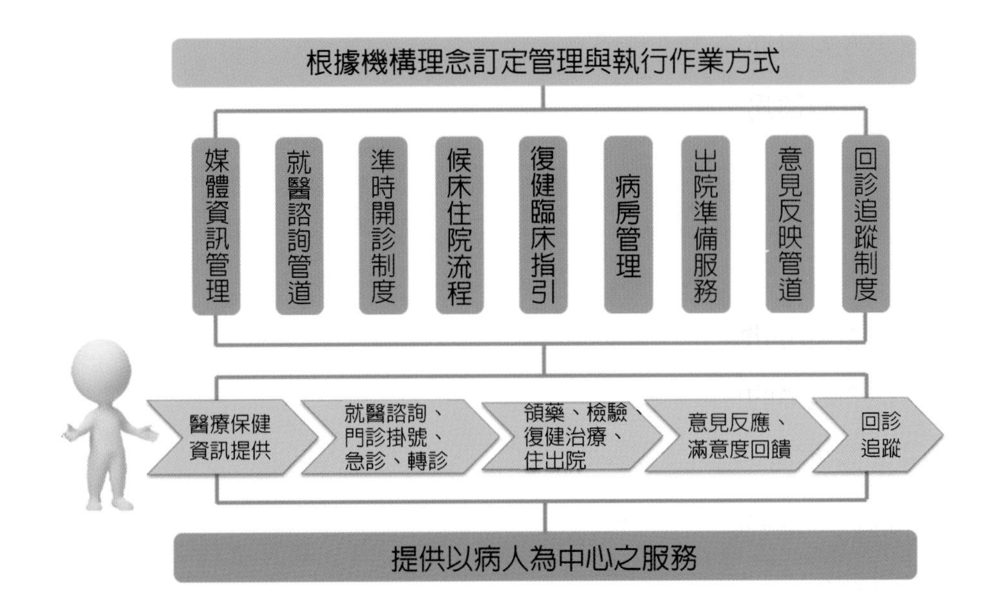

此次當復健醫學部提出挑戰CARF評鑑時，院長及全院主管皆欣然接受，且對於醫院又將接受一個新的評鑑感到期待，證明了我們的企業文化一對品質的堅持與熱愛，已深植人心。

第二節　政策的擬訂與傳遞

一、重點摘要

政策的擬訂必須符合企業的宗旨、願景，而其傳遞則需明確的組織、分工及權責規範，建立縱向與橫向的溝通管道及回饋機制，才能有健康的雙向溝通，在健全的互動中持續修正，企業才能健康地發展，領導階層亦需本著開放的態度，面對各方提出的建議與回饋，將各方意見轉換爲企業進步的動力。

二、條文說明與準備方向

（一）政策的擬訂

一個機構的成立首需發展符合其企業價值的宗旨、願景，再據以擬訂相關政策，而政策的擬訂則需要各個領導階層的參與，確保政策形成過程有足夠的意見投入，如此才能有助於提高政策的被接受度及其落實執行。

CARF強調以人爲中心的服務，從病人進入醫院的那一刻起，所走過的所有程序，包括門診、住院、復健治療，乃至掛號批價領藥等行政流程，以及疾病治療的結果，都必須以病人爲中心來思考我們的服務設計。

政策的擬訂必須包括健全的財務管理、償債能力、危機管理、機構的責任、接班人規劃等。本院自開院即訂有宗旨、願景、目標，並定期檢視，適時修訂，重大政策於首長會議、主管會議與各級主管商討，如此在政策擬訂或修訂的過程中，可多方蒐集意見，形成共識，而單位主管向下布達，則可確保單位業務執行符合政策精神與方向，本院透過年度計畫與年度預算制度落實政策之執行。

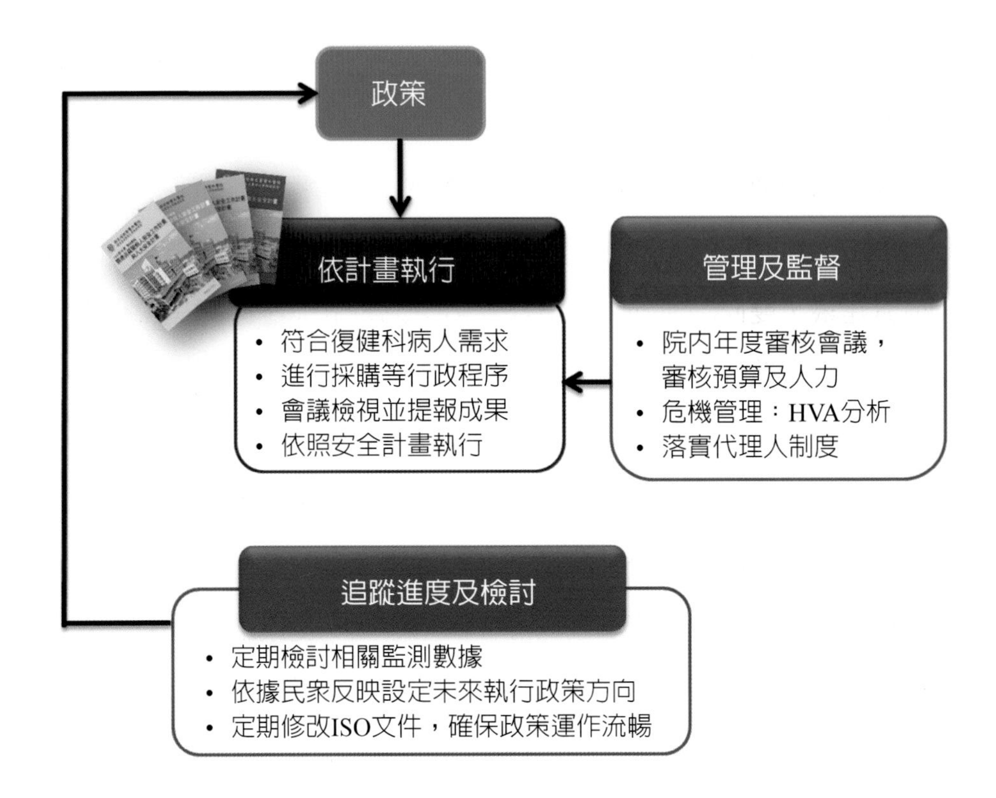

（二）政策的傳遞

政策的傳遞有賴順暢的溝通管道，CARF強調機構必須要與以下三類人員充分溝通：員工、病人、利害關係人。充分的溝通是必要的，也需是雙向的，經由回饋與修正，才能形成共識，有利政策被充分了解與推展，也能消弭不合理的期望。

對內，政策的傳遞需要能觸及每一位員工，本院訂有組織規程，設有各級單位及主管，並有各種常設的會議，包括首長會議、院務會議、主管會議、醫務會議、行政會議、各種委員會、單位內部會議、外包會議等，除此之外，亦設有官網、行政網路、各單位網頁、員工學習網、電子公文系統、知識管理系統、異常事件通報系統、院長信箱等，每位員工皆有電子郵件信箱，藉由正式的會議、便利的網路科技及非正式的通訊軟體群組，建立完整即時的縱向與橫向溝通管道。醫院每年辦理員工滿意度調查，了解員工對施政滿意度，蒐集員工的回饋與建議，雙向的溝通機制有助於發展貼近機構發展所需的政策，進而得以落實執行。

對外，則與病人、社區人士等利害關係人做溝通。本院編製醫訊月刊，每月出版會提供社區相關人士，並供來院病人索取，醫訊內容包括：門診時間表、掛號須知、就醫流程、來院交通資訊、症狀參考、新進醫師介紹、服務項目介紹，醫學新知、健康講座活動、衛生政策宣導、招募訊息等；官方網站除了包括紙本醫訊上的訊息外，還有醫院簡介、團隊介紹、用藥查詢、住院查詢、病友團體、病歷申請、預約領藥、網路掛號等便捷功能；醫院更開發手機APP，使病人掛號及查詢就診進度更便利；對於醫院的特殊技術、新的服務項目或優異的治療成果亦會不定期舉辦記者會，讓相關人士了解醫院的技術水準，也提供有需要的病人一個選擇的機會。病人對醫院若有任何建議與意見，可透過意見反應電話專線、填寫意見表或院長電子郵件信箱等多種管道向醫院反應；本院並設有專人與民意代表及地方仕紳定期聯誼，保持友好關係與互動，彼此交換訊息與意見。

政策的擬訂需要各個領導階層的參與，而政策的執行需要時時關心，定期檢討，才能確保政策被正確理解與落實。

第二章　營運發展策略規劃（Strategic Planning）

第一節　院方整體規劃（林瑜琦）

一、重點摘要

策略規劃需衡量機構內、外各種現況及需求，分析後制定最符合病人需要及機構利益之策略，並訂定目標與優先順序，每年至少檢視一次執行況狀，且得視需要調整。醫院整體規劃的方向再透過預算制度之運作，下放至各個單位，據以制定其工作目標與執行策略，善用機構優勢，加強不足之處，如此上下方向與目標一致，方可建構成功的基礎。

二、條文說明與準備方向

（一）制定策略前應蒐集完整資料

制定策略前需先蒐集機構內、外各種現況及需求等完整的資料，包括：服務對象與利益關係者的期望、競爭的環境、財務的優勢與威脅、機構具備的能力、服務區域人口特性與需求、與外部利益關係者的關係、需遵循的法令與規定、可提升有效經營的新科技運用、績效分析等，蒐集前述完整資料後，才能進一步進行這些因素的SWOT（Strengths, Weaknesses, Opportunities, Threats）分析。資料蒐集必須完整，其涵蓋的廣度與深度將左右SWOT分析的結果，間接影響策略的制定是否符合機構發展所需，最終影響營運的成敗。

本院持續辦理以下事項，以取得各種動態資訊，提供策略規劃的檢視與方向的調整：病人滿意度調查、社區醫療需求調查、設置專人服務地方仕紳，保持良好關係，即時取得地方上對本院醫療服務的相關意見、分析服務對象的區域分布，了解來院人口區域消長及趨勢、績效分析及財務預算分析等。

（二）策略計畫執行重點

策略的形成必須納入以下三方提供的訊息：服務對象、員工及其他利益關係者，計畫需能反應機構現下的財務狀況，包括計畫起始點及未來各期追蹤，且要能視發展情況重新配置資源以達成目標的彈性，策略形成後需制定目標及優先順序，執行後至少每年檢視一次是否依既定的計畫執行，期間若有需要得隨時修正。

本院責成專責單位持續蒐集病人、社區及員工意見，並有滿意度調查，作爲策略制定與修正之參考資料。經營團隊訂定宗旨及願景，再據以訂定短、中、長程目標並定期檢視修正，而每個預算年度，各單位皆會提報部門年度目標與計畫及KPI（Key Performance

Indicators）指標，在審查預算的會議中，確保單位目標與機構一致，並確認單位發展所需資源，除考量全院發展核定預算外，亦會保留一筆預備金，作爲計畫期間需動態調整資源分配的彈性保留款。

全院的預算執行每月分析並於主管會議報告，各單位的KPI指標達成情形則有專科經理人定期於營運績效會議報告檢討，完整綿密的機制規劃與檢討，確保策略依計畫執行。

（三）策略計畫執行應與相關人士分享

策略執行成果與相關人員分享，包括服務對象、員工及其他利益關係者。本院服務成果、發展重點與未來展望會透過各種研討會、品質發表會、病友會、社區健康講座、社區健康活動、年度走春、記者會、新聞稿、行動營、院慶典禮、感恩餐會、社區餐會與年終聚餐等場合與服務對象、員工及其他利益關係者分享，讓這些重要人士了解醫院服務強項、發展現況及未來展望，如此可集結重要相關人士的力量參與醫院的成長，共創永續發展的未來。

第二節　部門策略發展（林靖瑛、劉燦宏）

一、重點摘要

本節之重點主要圍繞在每個組織都是透過環境的評估來制定其目

標，是組織營運很重要的一個環節。制定策略是一種了解環境和組織能力、識別機會和威脅的活動，並闡述高層次的圖像，以便在競爭環境中實現、維持和推進組織目標。策略將顯著的環境因素轉化爲明確的規劃、設定目標和優先事項，並在整體範圍內調整資源，以實現績效目標。

而部門策略之發展亦是如此，除了必須跟隨組織最高的發展目標外，需衡量部門目前所處環境的優勢、劣勢、機會、威脅，透過優勢和機會，從中尋找利基，訂出發展策略，以降低劣勢和威脅的影響。

二、條文說明及準備方向

策略規劃此章節雖只有短短的三條規範（1.C.1～1.C.3），但卻與後面的章節息息相關，因在進行策略規劃時，必須事先蒐集許多資料，考量許多面向，包含所在的人口學資料、就醫年齡、地域、疾病之統計，社區需求調查，以了解並找出就醫者的眞正需求。同時應掌握財務與人力資源狀況，了解是否充足？有機會擴充與否？以及蒐集市場的競爭情形，隨時掌握新設備、新治療的發展與研究，從中尋求有利的發展，定出每年的發展規劃，有效分配資源以實現計畫；並定期追蹤執行進度，適時修正，每年定期檢討與隨著環境變化進行調整，以維持組織的永續經營。更重要的是，這些規劃都必須讓利益相關者了解，包含服務提供者與接收者，以及其他相關人員／單位，例如：主管機關。

策略規劃可以是大範圍的部門發展策略，也可細至病人治療目標的設定。在策略規劃的推展上，訊息的傳遞占有重要的角色，例如：爲了能讓復健科醫師與各職類的治療師迅速了解病人目前的狀況與治療進展，設計新的資訊系統，讓雙方可以隨時在同一個資訊平臺上，輸入病人治療目標、病程資料、擷取所需資源，並進行溝通，以促進執行成效。

簡單來說，復健醫學部的策略發展規劃，就是需每年進行內、外部SWOT分析，進行病人需求調查，訪談部門內同仁的看法，與部內組長、技術長一起討論，制定出當年度的重點發展計畫。爲了實現計畫，必須編列年度預算，包含收入和支出，收入的編列，是爲了能有足夠的資金維持營運管銷與開創新事業；而支出的部分，必須有計畫地逐年編列儀器設備的新購與汰舊換新，以確保營運工具之完善，以及強化競爭力。

同時要訂定追蹤指標，定期了解執行進度，透過病人滿意度調查與指標達成結果的蒐集，來評估執行的績效；於年度末進行檢討，提出改善方案，以作爲下一年度制定發展規劃的參考。當然所有的策略規劃必須公告，讓部門內的同仁、病人及其他利益相關者知悉，讓大家共同努力達成目標，且所有文件都必須有書面紀錄，可供查詢。所有的行動都必須避免違反相關法規，這當中稽核制度就顯得相當重要，各位讀者可於其他章節搜尋到相關資訊，故不在此贅述。

第三章　財務規劃（Finance）

第一節　年度預算編制的規劃（鄭琇仁）

一、重點摘要

CARF認證的組織致力於成爲財務負責的機構，開拓財政並理財以支持自己的使命、價値觀和年度績效目標。財政作法包括執行既定的會計原則和商業慣例。財務管理包括日常營運成本管理和整合長期償債計畫。

二、條文說明及準備方向

CARF關於財務預算編製的規劃條文內容，包含1-F-1至1-F-6共6條條文，內容包含：設計機構的財務規劃和目標、預算準備、實際財務業績、組織要確認和審查、財務內部控制規範及財務人員的培訓。

（一）編制機構的財務規劃和目標

營運規劃和財務規劃整合是爲了確保有足夠的資金或資源支持計畫達成目標。

準備資料包括醫院層級的營運計畫書、預算編製時程表、財務規劃資本支出預算總表，以及復健醫學部門層級的業務發展報告、年度目標、KPI指標、復健醫學部資本支出預算表等。

（二）預算準備

在財務年度開始之前擬訂編列年度預算時程表、會議時間及工作分配，依該時程表進度執行以達成年度預算編列作爲來年財務目標。

年度預算編製應含蓋下列項目：

1.包含合理的預測

(1) 營業收入預算、費用支出預算、資本支出預算。

(2) 比較歷史資料。

(3) 考量必要的現金流量。

(4) 考量外在影響的因素。

2.適當的宣傳：每年預算編列前召開預算說明會。

3.預算審查

(1) 預算編列說明會後，由各科編列預算，再由會計室彙整，送預算審核小組審核通過，再送院務會議通過後，陳報學校轉陳董事會。

(2) 預算公告及紙本通知發送各單位。

（三）實際財務業績

1.預算與實際比較

每月編製決算與預算比較財務報表，以及編製預算與決算差異說明表，以公文簽核首長備查。

2.適當回報給利益相關者

每月提供各科科損益表及每季提供醫務收入預算與實際比較表給科主任及首長參考，以了解科部營運狀況。

3.每月召開兩次營運績效會議，檢討審查各科營運成效。

（四）機構要確認和審查財務分析

1.收入。

2.費用支出。

3.內部外部：財務發展趨勢、財務挑戰、財務機會、行業發展趨勢。

4.適當的財務償債能力與開發規劃。

每日審查考量會對財務產生影響的因素，例如：員工離職可能會影響收入、同業的競爭、病人就醫行爲改變、健保制度的變化、合理規劃財務償債能力，以實現長期的擴張和完成年度重點發展指標。

（五）財務內部控制規範及財務人員的培訓

1.實現財政政策和程序包括內部控制規範

爲了降低風險，對機構而言，無論規模大小，確定所有財務活動的責任和權力是非常重要的。例如，機構的收款作業流程及程序是否完整，有無漏帳可能；付款作業依請購、訂購、驗收、付款程序是否符合內部管理及稽核作業規章之規定。

2.提供培訓相關的財政政策和適當的程序

包括：人員初始培訓及持續的培訓。

該機構應尋求專業指導，以確認財務報表是否符合相關法規要求，並依照一般公認會計原則編製。

舉例財會人員皆具備財會相關學經歷，每年皆舉辦或外派員工參加有關於工作上需要的訓練課程，以提升及增進相關財務知識及技能，以爲輔助達到財務政策。

第二節　收費制度的規劃（李碧玲）

一、重點摘要

在醫療費用上要很明確的讓病人了解收費標準、費用結構。醫院透過對計價、收費人員的訓練及稽核來確保病人帳務與病人醫療服務的相符性，同時定期評估收費結構並適時調整收費，以反映業務變化和提供服務的成本，這也是財務管理程序中，確保適當服務計費很好的作法。

二、條文說明及準備方向

在收費制度中，收費單位應標示收費結構、收費標準，且要審查及比較收費標準，必要時進行收費標準的調整，以反映業務變化及服務成本，也讓病人了解收費結構，同時讓病人及醫療院所皆可確保病人帳務與病人醫療服務是一致的。

（一）收費標準

在標示收費結構、收費標準上，依照的收費標準有：

1.健保項目依據中央健康保險署訂定支付標準收費。

2.定有【計價項目申請作業程序】健保不支付項目，由計價小組、資材管理委員會等，評估成本及參考新北市各項自費標準、市場行情後訂定收費價格。非健保項目或不符健保支付適應症者，病人填具自願付費同意書，了解付費原因及金額。

3.各項價格調整時，皆依流程修改。

4.相關收費標準公告於收費現場及醫院官網。

5.病人就醫繳費後，皆會提供收據，明列收費項目。

（二）帳務作業

定有「門診暨急診批價收費作業標準規範」及「出院流程作業程

序」規範病人所有帳務作業。

（三）帳務審查

在費用審查稽核方面，透過收費標準規範、審帳、健保抽審等方式，確保帳務的正確性。

1.門、住診組長，負責每日實收現金核對繳納、醫收日報核對。

2.定有「健保門診、急診費用申報作業程序」、「健保住院費用申報作業程序」，依據病歷醫囑、護理紀錄等審查病人帳務，帳務有不符時，由相關單位填具「門住診退補單」後補正，確保病人帳務與病人醫療服務是一致的。

3.門、住組小組長負責調查錯批業務、批價教育訓練。

4.依臺北醫學大學附屬醫院內部控制制度，定期稽核。

5.健保署針對醫療處置之適當性每季抽樣審查，醫師對健保核減，提出申覆及爭議審議之說明。

6.保險業務委員會對健保核減項目，每季檢討改善。

第三節　稽核制度

一、重點摘要

對CARF認可機構非常重要的是要確定其財務狀況，並準確地呈現財務報表，經授權且具有適當權限的獨立會計師，進行機構年度財務報表的審核或審計證據。

二、條文說明及準備方向

（一）內部稽核（林瑜琦）

本院有院內稽核及校院稽核，並設有內部控制委員會，定期檢討附屬醫院內部控制制度，以爲各作業單位進行自我管理之依據，分述如下：

1.院內稽核：本院秘書室設有稽核組，並有專任人員負責院內稽核，稽核組依據院務會議通過之學年度稽核計畫進行稽核，對象爲行政二級單位，依據則以附屬醫院內部控制制度及各單位自行擬訂之標準作業程序爲主；稽核結果以簽呈或會議方式陳報首長，並定期追蹤至建議事項改善爲止。除了固定的稽核計畫，亦有首長交辦的專案稽核，針對不同稽核事項專案辦理。

2.校院稽核：校院稽核小組由臺北醫學大學及三所附屬醫院的稽核人員組成，每學年度針對財務、人事、總務、營運四個循環進行相互稽核，依據亦以附屬醫院內部控制制度及各單位自行擬訂之標準作業程序爲主，稽核結果由學校稽核組彙整統一陳報校長及董事會，建議改善事項則定期追蹤至改善爲止。

3.內部控制委員會：本委員會任務爲審議及管理附屬醫院內部控制制度，每學年度召開一次會議，討論修正內控制度。內部控制制度之稽核則由院內稽核人員及校院稽核小組執行之。

（二）外部稽核（鄭琇仁、李碧玲）

1. 會計師查核

會計師通常可採取三種類型的作法：審核、審查和彙編。每一次進行更詳細的說明，審計是最廣泛且成本最高的作法。審計工作需要金融檢查，需要按照一般公認審計標準，進行會計記錄測試和其他審計程序。審計工作最後會做出結論，總結財務報表是否依照一般公認會計原則做編製。

舉例每年於學年度（7月31日）結束經會計師查核後出具財務報表暨會計查核報告及決算書，提送校務會議報告及經董事會議審查通過後，函送衛生福利部及教育部核備。會計師查核意見均爲「標準式無保留意見：足以允當表達財務狀況」，內控建議書意見均爲「無重大缺失事項」，備有會計師查核報告書紀錄可查。

2. 中央健康保險署抽審

因多數國內醫療機構70%以上的財源來自健保給付，因此，中央健保署會針對醫療處置之適當性，每季抽樣審查，醫院收到健保署的審查結果後，將資料提供給醫師，必要時由醫師對健保核減，提出申覆及爭議審議之說明。而本院保險業務委員會亦會對健保核減項目，每季召開會議檢討與提出改善方案。

第四章 人力資源管理（Human Resources）

李紫娟

CARF評鑑推崇的是以病人爲中心的全方位管理，在人力資源管理方面，著重在以建構安全及有效的照護爲前提，應有的人力資源管理機制及原則，並在評鑑的過程中透過平日應有的紀錄及訪問同仁進一步確認所有的作業是否落實執行。

除了例行的人力資源管理應有的作業外，CARF評鑑也強調人力資源橫向及縱向管理的銜接；從醫院組織架構的制定到與財務管理結合，在成本效益衡量下如何進行人力資源管控，也是委員想了解的重點；在準備評鑑時，除依條文準備相關文件外，許多跨單位的作業，如年度人力編制審核、員工滿意度調查…，建議能準備現成的案例進行說明，讓委員在最短的時間內了解作業程序並有具體的成果，資料的說明同時建議符合PDCA（Plan-Do-Check-Act）的精神，會具有相當的說服力。

評鑑過程中，會進行Human Resources的訪談，旨在探討醫院招聘、培訓、考核員工的程序及與人力資源相關的管理議題（如人員的留任、市場供需、招募困難等）。同時還將涉及醫院用以評估及培育醫療、護理和其他醫療專業人員資質的程序及差異性，以及評估他們提供符合自身資質臨床服務的能力。訪談時，除了人力資源單位需在現場說明外，委員可能會找不同年資（新人、一年、三年……）及團隊中不同背景（如物理治療師、臨床心理師或護理師）人員一起在現場，藉著訪談，了解同仁對制度面的了解程度，並請人資同仁現場翻閱該同仁的資料夾，以佐證作業的合理性及落實執行。

除了Human Resources的訪談時段外，委員也可能在其他時段中，藉著與同仁的訪談，穿插詢問與人力資源管理有關的問題，以掌握政策面與執行面的一致性；因此，平日作業的確實度及普及性是十分重要的。

另外，條文準備過程中，可能涉及國情及法律規定，與條文的要求不同，醫院可做適當的說明，讓委員了解，委員會予以尊重。

資料的準備除了與條文相關的書面資料外，第一天簡報的內容，也是委員藉以了解醫院及相關作業的重要訊息來源；委員可能透過簡報，提出疑問或要求進一步了解，因此簡報資料的合理性及細部作業也需有所掌握。

針對Human Resources各小節的準備及實地評鑑過程，另說明如各節。

第一節　招募、聘任（林于涵）

一、重點摘要

CARF依「以人爲本」的核心價值爲出發點，強調復健醫學之治療工作與流程皆應以病人爲中心，爲提供更好的服務予病人，關鍵重點之一即爲人員之遴選與聘任。人力的規劃與安排除了需符合國家法規，也需遵守院內規章，藉由招募及任用流程遴選出符合人員聘任資格之優秀人才，並持續進行員工教育訓練，以爲病人提供更優質的服務與醫療品質。

二、條文說明及準備方向

（一）相關法規之訂定與遵從

CARF針對招募及聘用相關條文於1-I的部分明定醫院需制定相關政策或法規，條文中亦要求法規需涵蓋之內容與資料，例如1-I-2中規範醫院應有書面程序且程序中需明定針對新聘人員之人事背景與相關證書、執照等資格之查證與維護；1-I-8中規範醫院應有書面政策，內容應包含員工遴選之作業程序與資格要求，以及員工關係管理等內容；1-I-9中亦規範醫院規章中需明定員工聘任所需之證書、執照、專業技能、專業學分等資格條件，依上述條文內容可見CARF相當重視醫院內部應訂定之法規與作業程序，以及醫院是否依照法規內容執行相關作業。

除了需遵照醫院內部訂定之書面規章外，條文內容也說明執行員工招募、遴選及聘用時，皆需符合政府政策與法規規定，尤其針對醫療人員之聘任，由於政府已明訂醫師及各項醫事人員任職資格與條件，例如，衛生福利部訂有醫師法、各醫事人員法及護理人員法，以復健醫學部爲例，職能治療師、物理治療師、語言治療師及臨床心理師等皆有相對應之醫事人員法，法規中已明確規定任職所需之證書、執照及專業學分等內容，醫院皆需依規定進行人員資格條件審核，以確保遵從政府法規。

（二）執行重點與準備方向

評鑑前務必確認醫院已制定有招募、遴選及聘用相關規章，且需確認其中規範皆已涵蓋條文的要求，以本院爲例，本院原有之規章已詳細列出相關規範且皆符合條文要求，例如，「員工遴用遷調及工作職責辦法」中規範醫事人員需依循醫療法及相關醫事人員法規資格者始得聘用，並明訂各職類醫事人員應具備之學歷、經歷等資格條件，招募及遴選過程除了依辦法進行人才選用外，每學年度同人力編制調查，協請單位主管重新審視及修訂單位人員資格說明表並送交人力資源室，依此標準審核任用人員資格；另外，「人員召募及任用作業程序」中亦訂定執行聘任流程時，應備之人事資料、學經歷與證書資料及驗證作業程序、執業執照之登錄、驗證與維護程序等規範，且人力資源室皆依照程序進行資料之蒐集、驗證與維護。

評鑑時亦需準備所有應備資料提供委員查驗，尤其應特別重視醫療人員應具證書、執照，以復健醫學部爲例，即應提供所有醫師、護理師及各類醫事人員之專業證書、已向主管機關登錄之執業執照，以及所有證書與執照之驗證與定期維護紀錄等資料，惟1-I-2條文中提及員工應檢附包含犯罪紀錄、疫苗接種紀錄、指紋、藥物測試……等，由於依本國法令－就業服務法，規定雇主僱用員工時不得違反員工之意志，要求提供非屬就業所需的隱私資料，例如：生理資訊（基因檢測、藥物測試、醫療測試或指紋等）、心理資訊（心理測驗、誠實測試或測謊等）、個人生活資訊（信用紀錄、犯罪紀錄、懷孕計畫或背景調查等），建議當評鑑委員詢問有關上述資料時，應依實際國情與國家政策提出說明。

第二節　教育訓練（李宛玲）

一、重點摘要

CARF評鑑強調以人爲中心的服務理念，人力資源管理亦講求

「以人爲本」的管理理念，組織需確保工作人員在接觸新的醫療環境及作業程序時，充分提供職前培訓及在職教育，協助工作人員熟悉環境及提供病人所需要的醫療服務。

二、條文說明及準備方向

有關人員培訓分爲工作人員的職前訓練及在職教育，訓練重點有所不同，分別說明如下，首先：

（一）新進工作人員的訓練規劃

以雙和醫院爲例，醫院設有標準作業程序規範新進人員應於試用期內完成新進員工教育訓練線上及面授課程。新進員工教育訓練課程內容皆由員工教育訓練委員會審查，皆以工作守則及工作須知訂定之，內容涵蓋醫院宗旨與願景、醫院及部門介紹、員工權益、勞工安全、消防安全、病人權利、倫理規範及感染管制（含肺結核的介紹）等課程，所有訓練教材皆於線上學習系統存有員工的學習紀錄，且員工隨時可取得及複習。

新進人員於到職前與單位主管確認職位及職責，到職當天發給工作說明書，單位主管及新進同仁透過系統簽核確認工作內容，完成到職程序，單位會安排資深的前輩擔任老師予以帶領及指導，並透過評核，確保新進同仁可以獨立作業，提供醫療服務。

（二）在職訓練規劃

在職教育有兩個訓練重點，其一為各層級人員於任職期間清楚了解其業務及權責範圍，確定人員具備所需的能力協助病人完成他們想要的結果，如使用具體的評估辨別不同病人的敏感度及具體相關診斷類別的服務和能力，並支持組織完成使命和目標；其二為維護病人隱私及權利，為使員工謹守保密原則，對於有關病人就醫病情、病歷及相關資訊，不以任何形式向他人洩漏，以維護病人就醫權益，於報到時簽署「安全十大宣言」及「資訊使用暨保密切結書」，並透過「病人權利」在職教育加強觀念宣導，這些規定使員工表現出的知識符合有關病人隱私及權利的法律規範。

（三）培訓多元化

培訓的過程有多種方式可以進行，例如：工作人員透過個案討論會議、醫療專業知識教學活動、由講者給予培訓影片進行線上學習，或回顧其他參考資料，其中可能包括書籍、文章、專業期刊、雜誌、報紙和網路等教學方式，確保工作人員具有足夠的專業能力，以提供病人所需要的醫療服務。

（四）訓練計畫的制定、執行及追蹤機制

為使各部門朝向醫院共同願景與目標邁進，每年定期檢視單位業務表現情形與規劃未來發展重點，依據發展計畫編列所需資源，包括

部門人力編制、訓練計畫及預算，落實執行部門年度計畫之進度追蹤與成果檢討。

爲了配合院方長期發展之需要，建立員工基本技能；並落實單位主管規劃所屬同仁專業課程之機制，提升各類人員之工作品質，各類人員其單位在職教育則由各單位依據其特殊性進行訓練課程規劃及制定計畫，不定期視情況作彈性調整，由單位主管或單位教育訓練專責人員以專簽辦理。依單位業務需求可邀請院內及院外師資至單位進行督導、教學；依訓練的特殊性亦可外派至其他機構受訓，以復健科爲例，年度目標之一是成立吞嚥及餵食日托中心，推廣兒童病人吞嚥介入的服務，特此，推派種子人員出國受訓，藉由課程的學習，學成後給予更多早產兒及兒童病人在吞嚥上的治療成效，學習吞嚥問題治療的介入方式，並與復健科醫師、兒科醫師、牙醫師、語言治療師、職能治療師、物理治療師、臨床心理師、營養師等專業人員進行跨團隊的合作模式，進行餵食、吞嚥訓練與諮詢。

上述範疇CARF委員會透過不同角色的人員訪談，三方（含工作人員、單位主管、人資人員）確認制度及執行一致，是否有給人員足夠的教學資源及支援，在訪談的過程中，不需急著立刻回應每個提問，遇到委員問題不清楚，可以確認清楚再回應，因爲回應問題後，委員接續就會透過資料查核及實地訪查驗證說法。

第三節　年度考核（李宛玲）

一、重點摘要

工作說明書反映了工作人員職責的分配及保持當前的變化。績效評估亦是人才成功一個重要的組成部分。顯而易見，工作人員透過持續積極參與評核的過程，並建立來年的績效目標。

二、條文說明及準備方向

績效管理依照條文規範，分別從「工作說明書的描述」、「組織所有人力的績效評估機制」及「評核內容應有的範疇及重點」作說明，以下為雙和醫院的執行模式。

（一）工作說明書的描述：每年進行檢討、根據需要更新

依據「人員召募及任用作業程序」各單位透過年度考核定期檢視工作說明書與臨床可執行項目內容之適切性與完整性。若新設單位、職務、轉調單位、工作內容異動時得隨時新增或檢討修訂。

醫師部分，另外由單位主管提出新進、在職醫師可執行項目授權之申請、暫停、恢復或取消，於人評會報告後核予暫時授權，經授權委員會審議增修或取消可執行醫療項目，依據每位臨床醫師之資格及

訓練核予授權。

（二）組織所有人力的績效評估機制

員工表現透過每學年度進行年度績效考核，予以適度獎懲。受考核對象依據一般員工、住院醫師、主管人員、主治醫師、科部主任訂定不同評核標準，以一般員工考核來說，依據其工作績效、專業能力、通識才能、個人條件及專業技能做評核標準；而主治醫師則依照其臨床服務、行政服務、教學、研究及特殊貢獻等為評核依據。

年度考核時由人力資源室全院公告員工考核作業方式，俾全院同仁知悉，同時提醒員工及主管進行考核與執行雙向回饋。由員工先於線上人事系統就工作績效、專業能力、通識才能、個人條件及專業技能等自我評核，同時設計員工意見欄。直屬主管針對員工自評結果及意見進行雙方面談後，給予評核，並建立來年可衡量的目標業績。

（三）評核方式、範疇及重點

各單位依業務訂有「單位職掌」，內容包含：單位簡介、組織圖、服務項目及服務對象；並依各層級職務訂定「工作說明書」，每學年度考核機制應由直屬主管檢核工作說明書及臨床醫師許可執行項目是否落實執行，並依實際狀況予以調整，確保所提供的服務符合CARF標準且內容完整。

以復健科為例，委員於人員訪談的過程，所檢核的重點在於，工作人員專業技能的獨有性，以物理治療師而言，透過臨床問題解決能力及病人滿意度的回饋評核「治療倫理及服務」是否達到符合標準，此外，工作人員是否有發言的機制及紀錄，透過檢核給予行動支持的紀錄，確認單位主管是否確實給予回饋，最後，進行雙方來年的目標設定。

對CARF委員而言，員工評核是績效管理基本部分。若沒有獨立的評核監督部門，評估是不實際的。

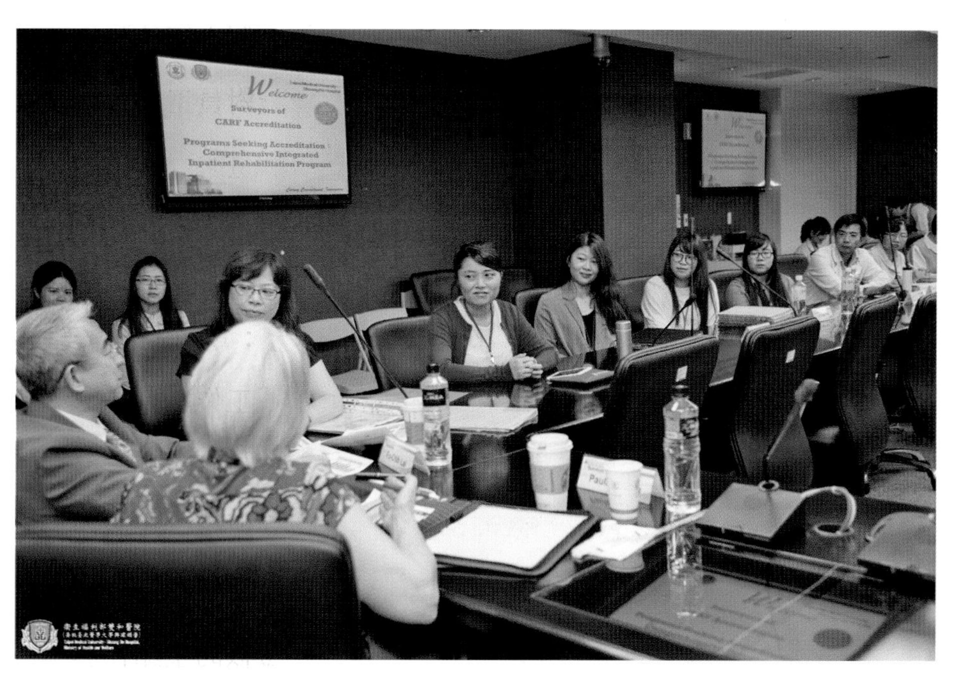

委員訪談人力資源室，了解組織人力績效評評核方式

第五章　風險管理（Risk Management）

第一節　財損的控管與預防（林靖瑛）

國內醫療機構的風險管理，多著重在火災、地震、停電、水災等重大公共安全事件，以及新興傳染病與群聚感染等突發事件，而醫療糾紛所造成的財產損失，僅占風險的一小部分。然在美國的醫療環境動輒提告，且醫療糾紛的賠償與訴訟費用相當高，機構如無妥善的財務規劃，嚴重者將導致無法營運；因此，各醫療機構與醫師皆非常重視醫療糾紛的風險管理，且會投保此方面的險種，以分攤風險。

關於本節的評鑑重點在於：

一、醫療糾紛的檢討→提出改善方案→教育員工→降低風險的產生→減少損失

關於醫療糾紛這部分，我國多放在「病人安全」的面向上考量。爲妥善處理醫療糾紛，應設立專責的醫療糾紛處理單位，需制定醫療糾紛處理流程，對醫療糾紛事件進行統計、分析，除了每個事件呈報予院方高層外，亦需定期於危機管理委員會上報告。並且應根據損害程度，對必要的案件進行RCA（Root Cause Analysis）分析，選擇適

合的案例，製作教案向員工宣導，避免類似案件的再度發生；對發生頻率較高的人員，也應予以關懷了解原因，協助降低糾紛的產生。

然醫療糾紛事件千百種，每件都是獨立的案件，而「人」的情感是最複雜、最難處理的，就在某個時機、某個點就引爆成糾紛了，面對陌生人或不熟識的人著實難以防範。但我們仍可教育員工工作的態度、應對的方式，以及提供專業進修、提升的機會；同時教育員工面對糾紛時，要即時的尋求幫忙，透過第三者來緩和及給予專業的協助，希望能因專業人員的及早介入，來降低損害程度。

二、「保險」的準備

如同第一段所述，我國重視的風險是火災、地震、停電、水災等重大公共安全事件，所以多數醫院皆會投保三大保險，包含商業火災險（附加颱風洪水險、地震險、營業中斷險）、公共意外險及雇主意外責任險等三大保險，並每年重新議約。

而CARF評鑑關於風險管理所在意的保險，是指醫療糾紛賠償與訴訟費用的保險，我國雖有此類保險，但屬於醫師個人險，保費極高，投保人不多。

此次評鑑，因委員來臺後發現風土民情的不同，我國與美國對危機管理的重點不同，所以本節並未多所琢磨，但仍建議爾後關於醫療糾紛的危機管理，還是要有所考量，應妥善制定檢討與改善機制，以降低風險。

第二節　媒體溝通（林瑜琦）

一、重點摘要

媒體溝通的評核著重於醫療機構在媒體關係經營、新聞發布、新聞突發事件及網路社群媒體處理等各方面，是否建立相關的標準作業流程，提供各權責單位清楚的分工，以及共同遵守的一致性準則。

二、條文說明與準備方向

（一）標準作業流程制定重點

媒體關係標準作業流程在制定上應符合法律規範，故需先詳細了解我國「醫療法」、「醫師法」、「醫療機構接受媒體採訪注意事項」、「個人資料保護法」、「醫療機構及醫事人員發布醫學新知或研究報告倫理守則」等法律條文對醫療機構在媒體方面的規定。以法律為基礎，制定合法、兼顧媒體採訪需求的作業流程。

保障病人權利及隱私是醫療機構與媒體互動過程中需特別重視的一環，更要於作業規範中強調，以確保新聞採訪不影響民眾就醫權利、不侵犯個人隱私。若需採訪必須經當事人同意，並取得其同意書存檔備查。此外，網路社群媒體盛行，建議制定相關管理規定、員工守則，規劃執行教育訓練等措施，預防員工或實習學生任意拍攝、在網路上傳播病人照片或發表不當言論。有關社群媒體相關政策的制定及操作技巧，CARF建議可參考美國疾管署（Centers for Disease Control and Prevention, CDC）官網的Social Media Toolkit、CDC's Guide to Writing for Social Media、Social Media Policy等工具書，以及Social Media Governance的Policy Database。

因醫療機構需面對的媒體事件種類繁多，建議將媒體事件分類管理，例如：社會事件、醫病關係媒體危機、媒體邀訪、醫院主動發布的新聞和記者會等，針對不同類別的特殊狀況制定標準作業流程。

（二）落實執行、稽核及改善呈現

除了遵循標準作業流程執行相關業務，更要落實PDCA的精神，針對不符合規定之異常事件都要進行檢討改善。舉例來說，如果標準作業流程要求媒體採訪需取得當事人同意，則稽核表中就要有此項審查項目，並隨表附有當事人簽名的同意書。若稽核結果不符合規範時，需加入檢討與後續改善方案，亦需建立內控審查機制，主動稽核、層層把關。

另外，每則新聞訊息皆應保存完整的文件，包括：新聞稿的事前審查表、受訪民眾或病人簽署的同意書、新聞發布後的露出報導與稽核表等。相關表單的設計和呈現都要與標準作業流程相呼應，如此有助落實執行，並可系統性保存完整的佐證資料備查，更可提供未來從經驗中學習的素材。

（三）審查資料整理

書面審查資料之整理需完整且方便檢索。例如，將新聞事件依時間順序排列，建立總表，每則新聞需備有其相對應的書面表單、同意書，按年分歸入資料夾。同時，負責人員可先從不同的新聞類型中（如：媒體危機事件、醫療記者會等），挑選出幾則優質的處理案例，當委員詢問時就能立即從資料中翻閱取出。另外，所有媒體相關的電子資料，也應依照相同的邏輯歸檔，以便快速調閱比對。

第六章 病人健康與安全管理（Health and Safety）

第一節　環境安全（藍正雄）

一、重點摘要

醫院「復健醫學部門」在安全管理議題的最大公約數，無疑的是以「環境安全」爲最重占比。

茲因員工及病人就醫的「醫療品質」與「病人安全」，均取決於部門是否制定風險／危機管理計畫，進行全面性風險評估及安全管理，以達到風險管理與改善的目標，提供來院病人、家屬、訪客、員工，一個安全無虞的醫療環境與工作環境。

二、條文說明與準備方向

（一）1.H.14.部門全面的健康和安全自我檢查

此條文重點在於：定期自我檢查，有助於維持日常實務執行時內在的健康和安全需求。

首先，員工健康檢查、環境因子的影響，以及復健醫學部門員工執業時的人因工程危害，其實都是應該注意的重點，甚至「零抬舉政策」的推動與落實，也都是可以努力的方向。

其次，自我檢查必須包括部門經常使用的所有設施與器械的安全管理。

委員查核重點細項：在於確認部門的病人輔具、治療器械，舉凡：物理治療或運動治療相關之牽引機、慢跑機、熱療機、電療機等的「安全危害預防與管理」皆是關鍵。

最後，部門硬體結構之建築物內空調系統與供氧系統，包含日夜間門診區、病房住院區域的照明與照度，對病人與員工的影響評估等，亦均爲查核要項。委員同步會檢視部門計畫降低實體設施，與被發現風險危害的積極作爲，或其相關的查檢步驟或異常處置的作爲，此均爲本條文評鑑的重點。

（二）1.H.15.部門應提供關於有害、安全物質書面程序

此條文重點規範：部門之有害物質可能包括生物危害物質、工業強度的清潔用品、油漆塗料，螢光燈泡，複印機、碳粉、酒精、氧氣等。

且部門對於危害物質的盤點、處理、使用、儲存管理，以及有害廢棄物的處理，均需制定部門的書面「作業程序計畫」，用以作爲內部管理依據，此亦爲委員查核重點。

部門必須提示管理「危害物質清單」，並應符合國際危害物質標

示GHS（Globally Harmonized System）、安全資料表（Safety Data Sheet, SDS）的規範，執行重點如下：

1.處理、儲存與使用。

2.洩漏、擴散與其他意外之報告與調查。

3.適當的廢棄物處理，並需依照政府法令規章。

4.對於設備使用，洩漏、擴散需有相對應的防護與程序要求。

5.法規要求的檢驗報告、文件，以及使用許可證件。

6.危害物質與廢棄物的警示標示。

當然，委員必須驗證抽測員工是否能說明於緊急狀態下之程序與參與，乃至異常處理的角色扮演，以評核是否達到防護安全或降低部門環境與人員之危害目標，此點則至關重要。

（三）1.H. 5.有書面的緊急應變程序

此條文為復健醫學部門環境安全管理的重要項目，委員於此多所著墨，例如：部門對應變處理的預應式討論、脆弱度風險分析（Hazards Vulnerability Analysis, HVA）、相關對策研議等，均應納入「緊急應變作業程序」中。其具體要求細項列述如下：

1.部門需對以下狀況的掌握

火災、爆炸、天然災害、實用程序異常處置、醫療緊急情況處理及暴力或其他威脅。

2.部門滿足條件

適用機關法規要求及適合的環境。

3.於部門內遇衝擊則強調疏散，執行應確認

(1)適當安全的疏散規範與演練；(2)完成撤離的設備；(3)疏散人員的安全；(4)支援所需涉及人員；(5)臨時庇護所的設置；(6)確定的基本服務；(7)繼續必要的服務；(8)緊急聯絡方式或電話號碼；(9)通報災害風險對應的應急主管部門。

特別提醒，於CARF評鑑的核心概念之一，即環繞著“Managing your risk with CARF standards”！

所以，評核委員甚至會期許是否部門已執行「無預警測試」，以針對相關災害對部門病人與員工的衝擊危害。並應區分日夜間員工的不同排班、不同時間、不同地點的相關演練，以期於此蒐集部門相關弱點，加以追蹤改善，以使部門環境安全獲得眞正的確保與提升。

第二節　病人安全（吳美容、陳龍）

一、重點摘要

本節以病人及工作人員健康與安全爲主軸，並考量環境設施及設備安全是否影響造成健康疑慮，舉凡會影響之因素如天災、人禍或健康行爲不良（例：藥物濫用等）。在機構內影響到病人及工作人員之

安全，機構內重大事件（Critical incidents）發生時之通報，及時處理減災、分析及書面資料分析，每年至少一次提供給醫院領導管理階層分析資料、原因趨勢、改善策略措施及結果，透過人員教育培訓、內外部報告機制、並進行風險管理預防再度發生。

二、條文說明及準備方向

本節涵蓋病人、員工健康及環境安全條文。1-H共15條，條文涵蓋環境設施設備、感染控制及重大事件；與醫療品質及病人安全相關條文分布在1H-1、1H-2、1H-9、1H-10。強調機構環境中顯示持續提供與病人安全相關之作業程序的證據，降低健康及安全相關之風險，以及全面關注病人與工作人員健康及安全。機構設置必須表現出令人滿意的成效與安全的醫療服務及促進安全工作的環境。機構中制定書面資料明定重大事件，內容需包括預防、呈報、書面資料檔案、補救減災措施及當重大事件發生後及時通報情況。重大事件需包含：用藥錯誤、隱瞞使用、使用約束、具傷害程度之事故、傳染病、感染控制、攻擊或暴力事件、使用未經授權武器、流浪、私奔、交通事故、生物危害事故、擅自使用和合法與非法物質濫用、虐待、忽視、自殺或企圖自殺、性侵害及警訊事件。

（一）設置病人安全及醫療品質管理專責單位

1.醫療品質部負責推動執行全院品質及病人安全相關業務，整合全院品質管理工作，促進病人安全、提供最高服務品質，推動醫療品質暨病人安全之工作，綜理全院各科部之醫療品質活動、管理與教育訓練，依據每年「醫療品質與病人安全計畫」定期追蹤實施狀況與成果（圖一）。

2.制定病人安全管理相關書面作業程序，異常事件通報流程、警訊事件作業流程及啓動根本原因分析作業時機。

3.異常事件通報系統（Adverse Event Report System, AERS）（圖二）

依照異常事件通報作業程序執行（圖三），單位主管負責對事件進行調查、評估嚴重度（Severity Assessment Code, SAC）等級，依事件種類會簽直屬主管或相關部門說明釐清事件，異常事件嚴重程度評估矩陣分級爲高嚴重度（1-2級）或警訊事件先口頭呈報副院長裁示，依首長核示啓動異常事件根本原因分析作業程序調查機制（圖四），進行案件資料蒐集及調查分析，並召開會議、擬訂改善對策及持續追蹤。每季定期分析檢討異常事件，針對病人安全作業進行決策性討論，再於相關會議、委員會追蹤執行改善成效。

4.異常事件通報分析與回饋

每月由醫療品質部專人負責統計分析異常事件製成統計報表，將事件及錯誤檢討之結果適時回饋相關單位。

5.跨部門檢討機制

設有危機管理暨環境安全管理委員會、職業安全衛生委員會等

15個醫療相關委員會，以及各醫療科部、病房跨團隊會議等。另針對重大異常事件，由首長指派相關單位人員，召開跨單位、科室、部門進行品質暨病人安全小組推動小組會議，針對系統及流程面問題進行分析。並依會議決議結果，每季於委員會進行執行改善成效追蹤。

（二）設置醫療品質暨病人安全委員會

為本院最高「品質政策」之指導單位，負責監督、分析與管理所有與「醫療品質與病人安全」相關之議題。協調及推動本院各項醫品病安計畫，每年配合國家政策（如病人安全八大目標）擬訂年度醫品與病安之目標及策略之訂定，明訂專責單位執行各項重要項目。本院尚有其他15個與品質有關之委員會及研究部門，需定期向「醫療品質暨病人安全委員會」呈報重大事件或異常指標（圖一）。

1.每季召開會議，會議中討論決定關鍵議題、優先順序及監控指標，交付並監督各醫品及病安相關之醫療、行政執行，各單位執行成果需提報至本委員會檢討改善，備有會議紀錄查詢。

2.每學年度擬訂「醫院品質改善及安全計畫」送本校董事會核備，計畫包括醫療品質與病人安全、公共設施及設備安全、設施設備安全維護、保全環境維護、醫療設備安全、消防安全、危害物質、廢棄物及資訊安全管理計畫，各業管單位分別於醫品病安委員會及危機管理暨環境安全委員呈報管理計畫執行成果、異常事件處理與檢討執行成效並修正。

（三）結語

CARF認證，如同JCIA（Joint Commission International Accreditation）國際醫院評鑑，強調以「病人為中心」發展的醫療團隊間運作協調及互助合作之醫療服務模式，並運用病人追蹤訪查方法（Patient Tracer Methodology）驗證凡病人所接觸或工作人員提供之照護，需具備維護病人安全及醫療品質。故病人安全之維護透過各構面來達到，廣泛涵蓋至病人評估、處置、人員教育訓練、病歷書寫、資訊系統作業、資料蒐集分析、風險管控；達到一致性、及時性、安全性、可近性、連續性的照護品質服務。醫療機構要永續經營唯一的理念就是不斷創新改變、感動服務、包括病人忠誠的心及員工追隨的心，朝向以病人為中心的優質醫療照護邁進！

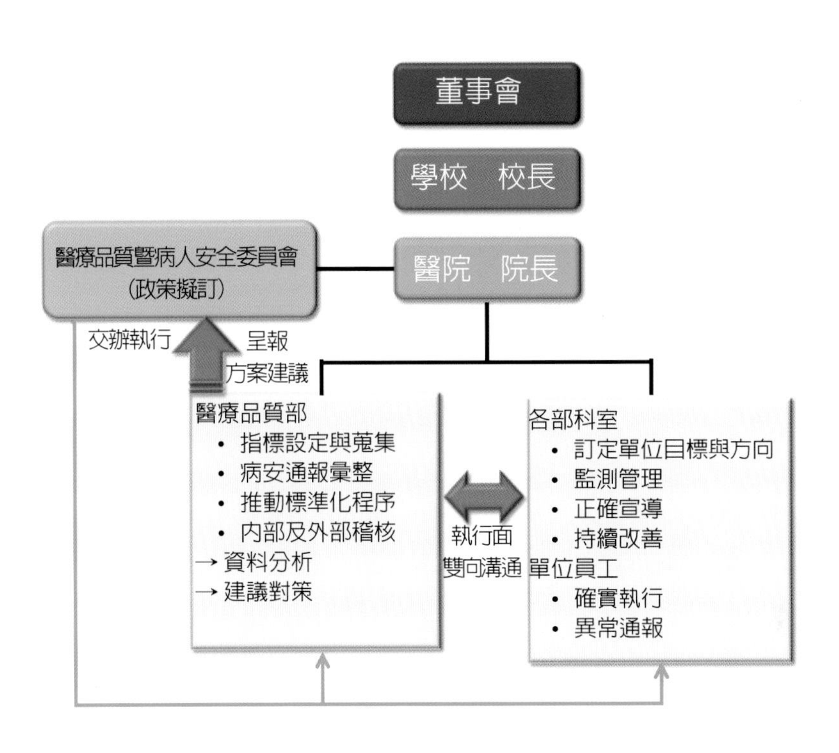

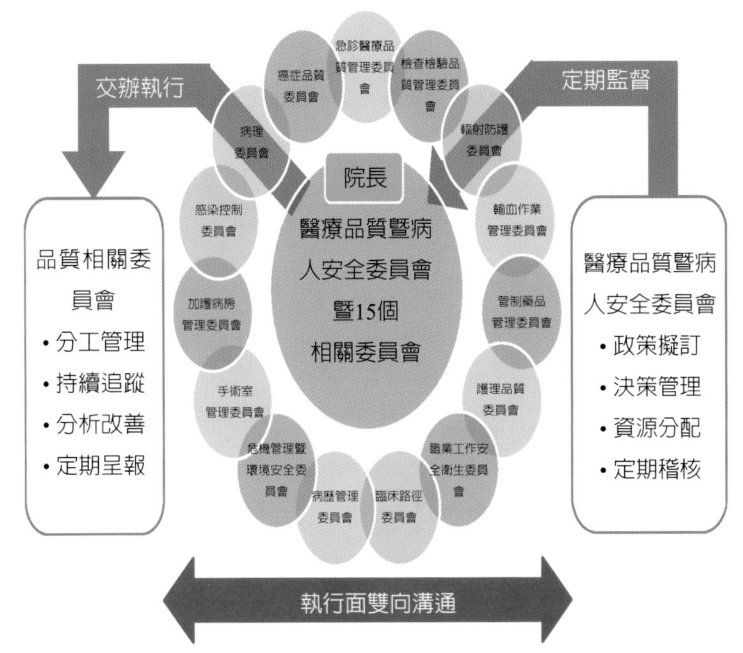

圖一、醫療品質監督治理架構及15個與品質相關委員會

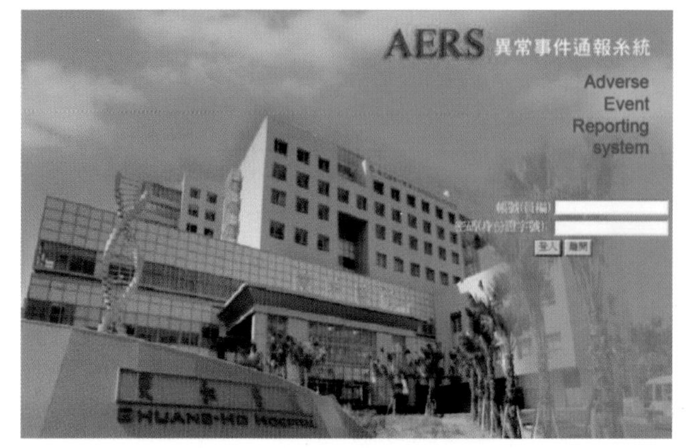

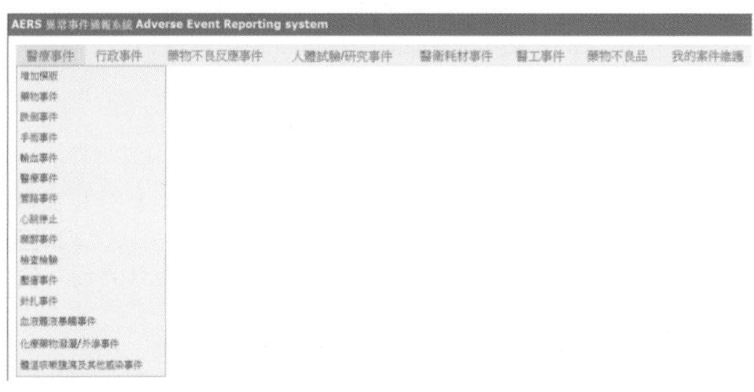

AERS 異常事件通報系統 Adverse Event Reporting system

醫療事件　行政事件　藥物不良反應事件　人體試驗/研究事件　醫衛耗材事件　醫工事件　藥物不良品　我的案件維護　案件查詢　代理作業

我的案件維護—新增通報藥物事件

通報人基本資料

通報者　姓名：吳美容　員編：08464　通報者單位：請選擇　發生單位：請選擇　到職日期　總工作年

病人基本資料

查詢資料　身份證號或病歷號：　查詢　查詢最近資料　☐不詳　☐不適用

病歷號：　姓名：　性別：男　生日：　入院天數：　天

病床號：　科別：　主治醫生：　入院日期：

診斷：

放棄編輯

圖二、異常事件通報系統及13類通報項目

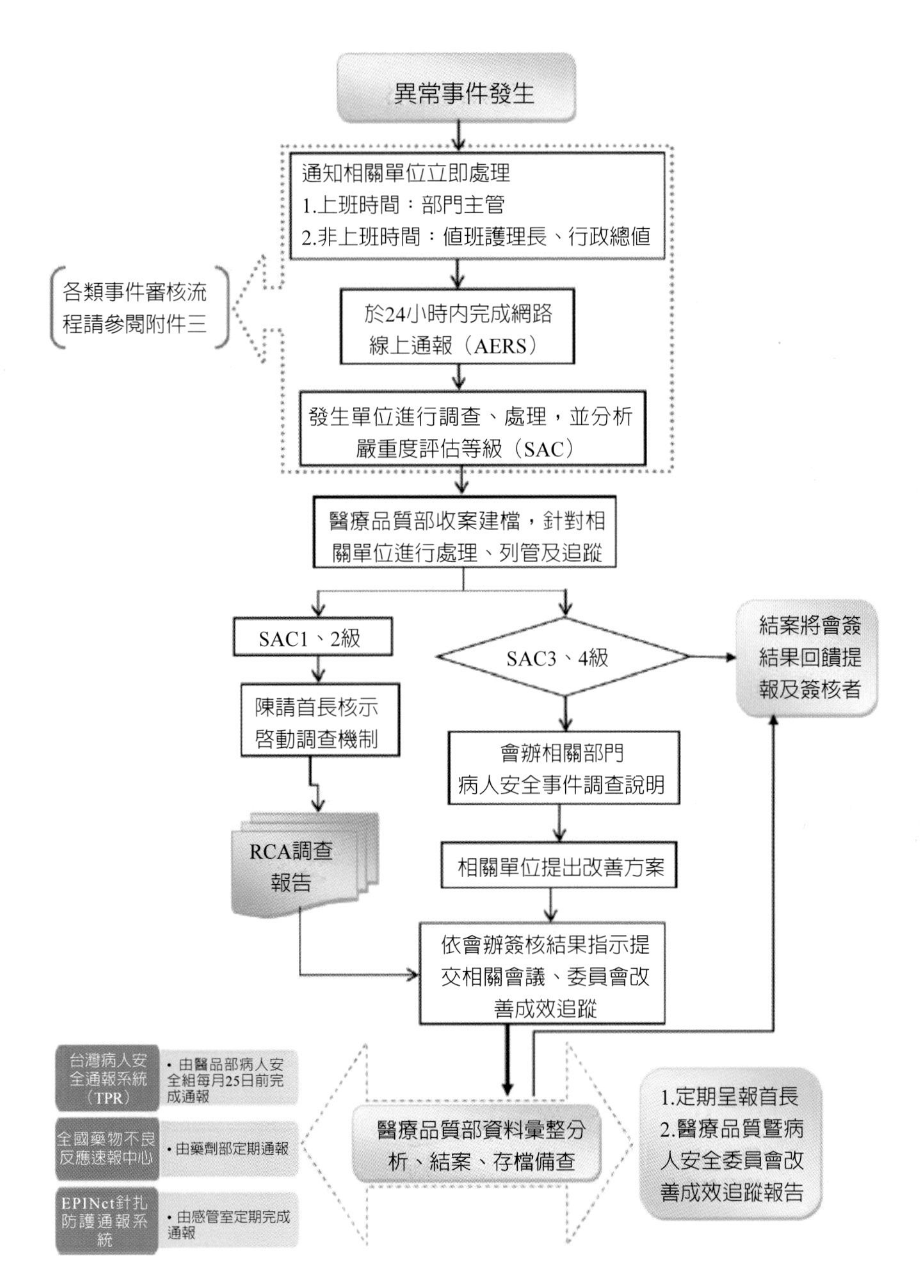

圖三、異常事件通報作業程序

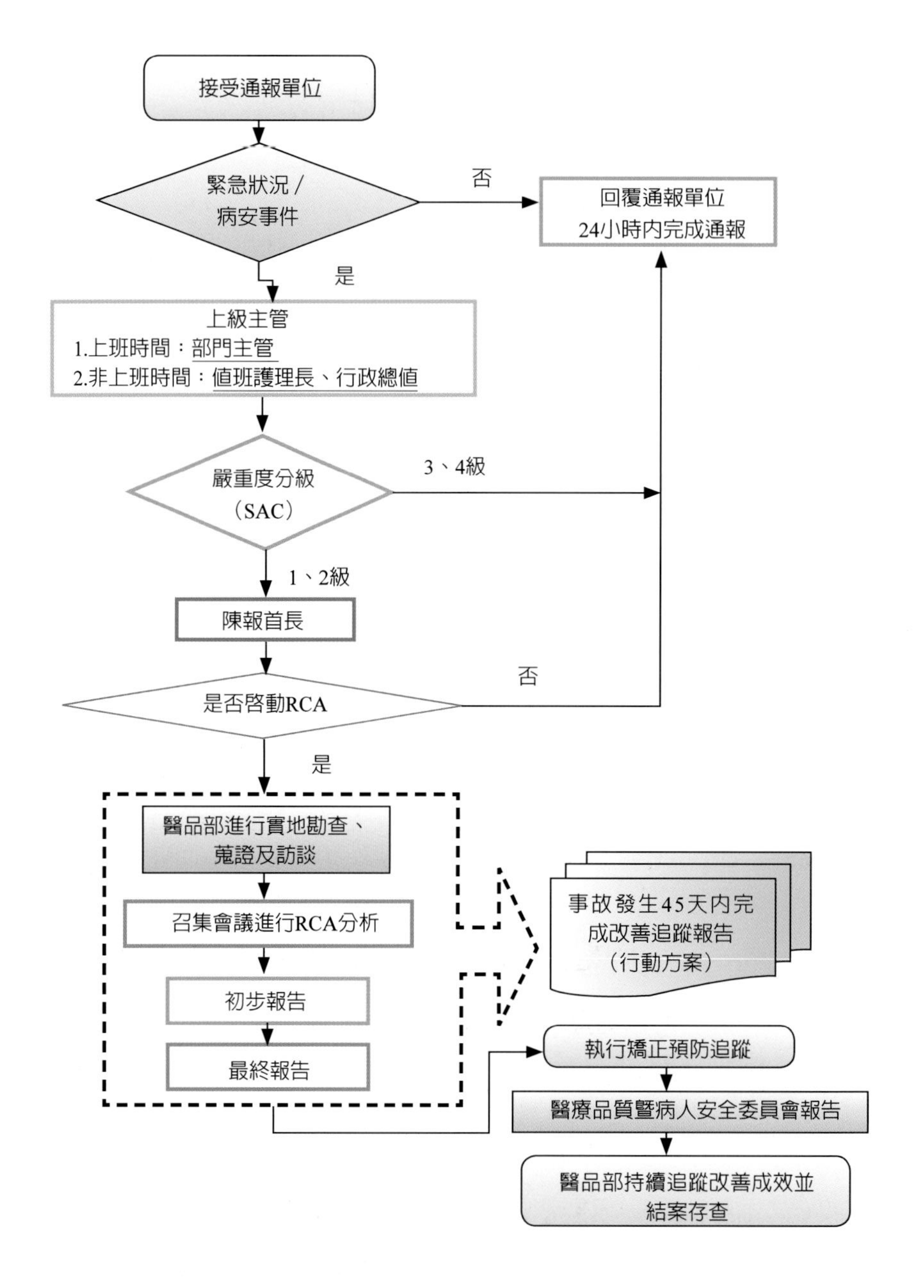

圖四、異常事件根本原因分析作業程序

三、「住院病人跌倒事件檢討」復健科高危病人跌倒後之改善措施

（一）病室內廁所及衛浴設有緊急呼叫鈴均連線至護理站。地面採用止滑石英地磚及防滑處理，以降低滑倒傷害。於側牆加設安全扶手及骨科病房馬桶加設第二安全扶手。

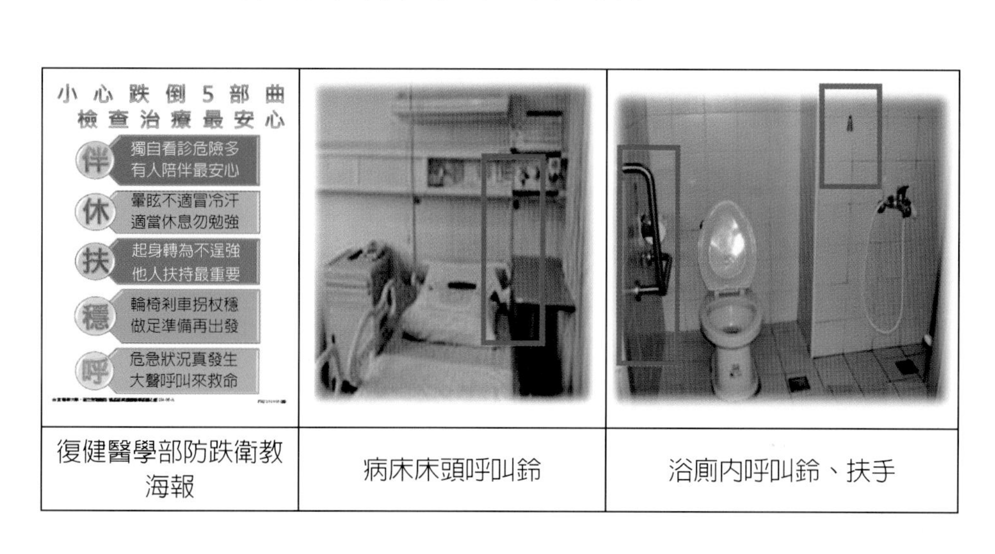

復健醫學部防跌衛教海報	病床床頭呼叫鈴	浴廁內呼叫鈴、扶手

（二）病室無障礙設計，衛浴設施均可供輪椅進入；並設有沐浴用安全椅，供行動不便或不可久站的住院病人可安心使用浴廁。

（三）蹲式廁所均設置有扶手，以利病人起身。於復健醫學部內坐式馬桶加裝扶手以利年長者起身時之便利。

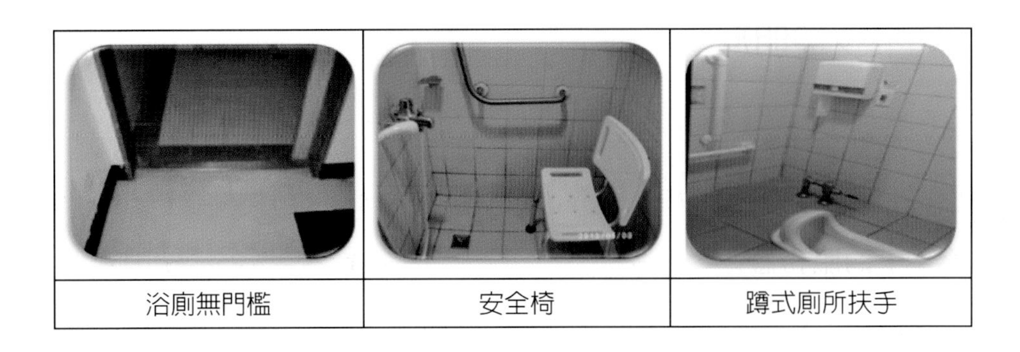

浴廁無門檻	安全椅	蹲式廁所扶手

第三節　感染管制（林文川）

一、重點摘要

CARF評鑑雖是針對復健機構的認證，對於感染的預防與控制的要求，與一般醫院評鑑並無差異，JCI評鑑對於感染管制的核心精神與作為，可完全適用於CARF評鑑的要求。

對於復健機構而言，因人口型態改變導致老年與失能復健人口逐年增加，以及因醫療環境變遷，造成無症狀帶原者散播病原、甚至形成群聚感染的風險亦逐漸上升；雖手部衛生與咳嗽禮節策略推行多年，然許多民眾未養成自主管理的安全文化，感管措施確有強化之必要。手部衛生、隔離與防護、清潔與滅菌，以及相關教育訓練都是當中的重點。

二、條文說明及準備方向

CARF與JCI都是國際上知名且具有公信力的認證機構，其核心價值亦十分相近。CARF強調機構所提供服務的價值與品質、「以人爲本」的服務體系、加強醫療安全，以及保障最佳復健成果，與JCI強調以病人爲中心的醫療、重視安全與品質的作法殊途同歸。本院經過JCI評鑑的洗禮後，在感染的預防與控制（Prevention and control of infection, PCI）方面，已建立起完整的制度。JCI評鑑中PCI的條文，便要求有關感染預防與控制的措施，需遍及院內所有的單位及範圍，且需包括在院內活動的所有人員（包含病人、家屬、工作人員、學生、外包人員及各式服務提供人員）；所以此次參與CARF評鑑，並沒有制定新的規定與流程，而是協助復健科審視舊有流程是否需依現況更新，以及協同督考臨床人員的落實度。針對感管條文，通過JCl評鑑便已奠定了CARF評鑑的基礎了。

CARF評鑑中，感染的預防與控制相關條文，位於病人健康與安全管理（Health and safety）的章節中，強調機構應執行感染的預防與控制（infection prevention and control）相關流程，內容包括：（一）有關感染及傳染病的教育訓練；（二）標準或全面性防護（standard or universal precautions）的正確使用；（三）病人、機構員工及相關人員執行感管流程的指引。

依據上述條文的精神，所施行的其實已是全面的感管措施了，在條文的例子中，特別指出了當中的重點：（一）機構應明訂感染預防與控制的相關政策，包括感染的監控、隔離及防護措施、病人及員工的健康管理、感管教育訓練、抗生素使用及抗藥性問題，以及愛滋病相關議題。（二）機構的感管措施，應涵蓋社區感染及機構內感染兩部分，且有監測活動以得知感染的現況及趨勢；感管措施應提供多樣的感染預防方法，例如，隔離及個人防護、訪客指引，以及儀器設備的清潔滅菌方式。（三）員工的教育，應包括全面性防護、手部衛生、各式清潔劑的使用，以及無菌操作技巧；對於家屬、志工及其他訪客，可使用各項宣導工具（例如張貼告示、通訊傳播媒體等），告知預防感染傳播的方式及重要性。

此次CARF評鑑，委員於實地訪察時，亦針對下列議題加以討論，在此特別提出，提供有志參與CARF評鑑的單位作爲參考：（一）機構內落實手部衛生的作法；（二）機構針對流感疫情的對策；（三）如何教育及告知到機構內復健病人相關感染的風險及應對方法；（四）復健醫學部門同仁如何辨識帶有多重抗藥性細菌的病人，並採用適當的隔離防護措施。此外，委員亦指出國內相對擁擠的復健環境，並提出病人分區、分流的想法（例如住院與門診病人分區），便於依病人特性施行感染管制措施，在此提出分享。

第四節　設施設備安全管理（張文榮）

一、重點摘要

1.安全的設備：由醫工組訂定復健醫學部醫療設備檢查及校正時程表，並按週期如期維護保養及校正，並留有紀錄可查。

2.合格的保養及校正人員：醫工組人員具備醫工相關學歷、證書及受訓證明，保養合約專業廠商之受訓證明。

二、條文說明與準備方向

（一）依據作業程序及計畫表完成醫療設備之定期保養校正

各項醫療儀器均依據「醫療設備管理作業程序」、「量規儀器校正作業程序」，並訂定「設備維修保養計畫表」及「量規儀器及重點設備校正計畫表」，並依排定時間進行儀器校正、保養、檢查及安全管理機制。

（二）依計畫表確實執行，並留有紀錄可查。

1.各項醫療儀器依年度計畫表執行維護計畫，並記錄於保養卡；依醫療設備安全管理計畫每月針對醫療設備做安全查檢，並留有紀錄。

2.各項量規儀器依年度量規儀器及重點設備校正計畫表執行校正

計畫，並記錄於計畫表及將校正貼紙貼於受校品項上。

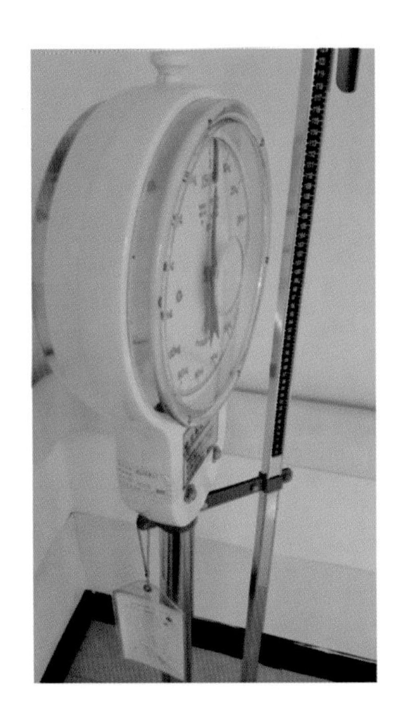

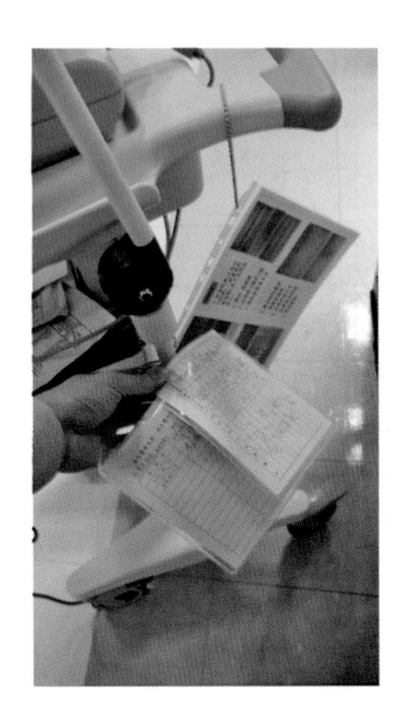

（三）各項醫療儀器均有操作及維修手冊，且造冊列管，以達容易查閱及使用。

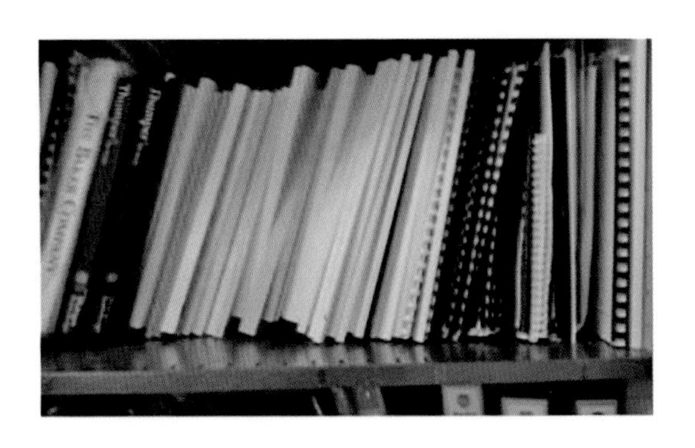

（四）醫工組人員應具備醫工相關學歷、證書及受訓證明

	畢業證書	ISO校正管理受訓證書	第一種壓力容器操作證書	實習輔導教師聘書	醫學工程師證書
張x榮	中原大學醫工系畢	◎		◎	
黃x吉	元培科技大學醫工系畢	◎	◎		106年考照
陳x誌	黎明科技大學電機工程系畢	◎	◎		106年考照
羅x強	弘光科技大學醫工系畢	◎			◎

（五）需請保養合約專業廠商提供維修人員之專業受訓證明

第七章 病人權益、文化差異與可近性計畫（Right of Persons Served, Cultural Diversity and Accessibility Plans）

第一節　病人權利義務之告知（李國隆）

一、重點摘要

CARF的中心思想是以病人爲中心。因此也特別重視病人權利義務之告知。目前國內各家醫院因醫院評鑑的要求與相關規定，多已有病人權利與合作義務的呈現，故在準備上不是難事，只要將各院本身的病人權利與合作義務呈現出來即可。

二、條文說明及準備方向

以下是本院此次準備此部分的內容與方向：

（一）依據「醫學倫理政策」制定「病人權利及合作義務」、訂定「病人權利宣言」

1.包含就醫權利不受歧視、安全隱私、病情知悉等共13項權利，經由醫院官方網站、初診資料表、門診報到系統、院內海報等處公開宣導供民眾知悉。病人辦理住院手續時提供「住院須知」，由專人向病人或家屬說明病人權利與合作義務及於「住院同意書」請病人簽名確認知悉。

病人權利義務海報

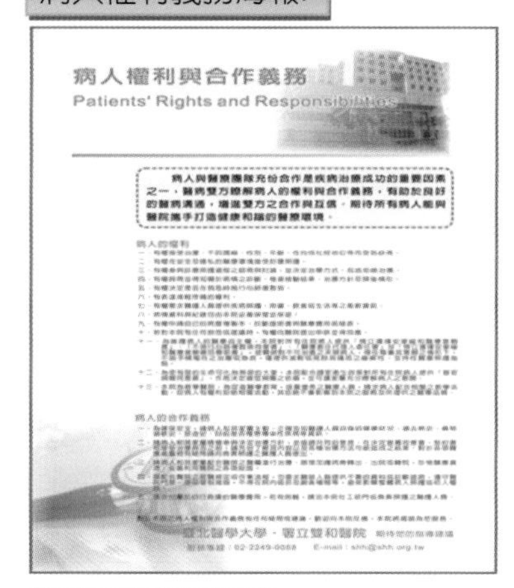

住院同意書

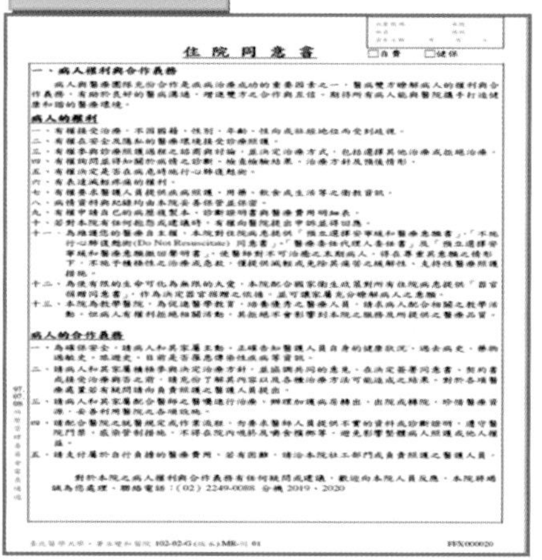

住院同意書　□自費　□健保

一、病人權利與合作義務

病人與醫療團隊充份合作是疾病治療成功的重要因素之一，醫病雙方瞭解病人的權利與合作義務，有助於良好的醫病溝通，增進雙方之合作與互信，期待所有病人能與醫院攜手打造健康和諧的醫療環境。

病人的權利

一、有權接受治療，不因國籍、性別、年齡、性向或社經地位而受到歧視。
二、有權在安全及隱私的醫療環境接受診療照護。
三、有權參與診療照護過程之諮商與討論，並決定治療方式，包括選擇其他治療或拒絕治療。
四、有權詢問並得知關於病情之診斷、檢查檢驗結果、治療方針及預後情形。
五、有權決定是否在病危時施行心肺復甦術。
六、有表達減輕疼痛的權利。
七、有權要求醫護人員提供疾病照護、用藥、飲食或生活等之衛教資訊。
八、病情資料與紀錄均由本院妥善保管並保密。
九、有權申請自己的病歷複製本、診斷證明書與醫療費用明細表。
十、若對本院有任何抱怨或建議時，有權向醫院提出申訴並得回應。
十一、為維護您的醫療自主權，本院對住院病患提供「預立選擇安寧緩和醫療意願書」、「不施行心肺復甦術(Do Not Resuscitate)同意書」、「醫療委任代理人委任書」及「預立選擇安寧緩和醫療意願撤回聲明書」，使醫師對不可治癒之末期病人，得在尊重其意願之情形下，不施予積極性之治療或急救，僅提供減輕或免除其痛苦之緩解性、支持性醫療照護措施。
十二、為使有限的生命可化為無限的大愛，本院配合國家衛生政策對所有住院病患提供「器官捐贈同意書」，作為決定器官捐贈之依據，並可讓家屬充分瞭解病人之意願。
十三、本院為教學醫院，為促進醫學教育，培養優秀之醫療人員，請求病人配合相關之教學活動，但病人有權利拒絕相關活動，其拒絕不會影響到本院之服務及所提供之醫療品質。

病人的合作義務

一、為確保安全，請病人和其家屬主動、正確告知醫護人員自身的健康狀況、過去病史、藥物過敏史、旅遊史、目前是否罹患傳染性疾病等資訊。
二、請病人和其家屬積極參與決定治療方針，並協調共同的意見，在決定簽署同意書、契約書或接受治療與否之前，請充份了解其內容以及各種治療方法可能造成之結果，對於各項醫療處置若有疑問請向負責照護之醫護人員提出。
三、請病人和其家屬配合醫師之醫囑進行治療，辦理加護病房轉出、出院或轉院，珍惜醫療資源，妥善利用醫院之各項設施。
四、請配合醫院之就醫規定或作業流程，勿要求醫師人員提供不實的資料或診斷證明，遵守醫院門禁、感染管制措施，不得在院內喧鬧及酗酒鬧事等，避免影響整體病人照護或他人權益。
五、請支付屬於自行負擔的醫療費用，若有困難，請洽本院社工部門或負責照護之醫護人員。

對於本院之病人權利與合作義務有任何疑問或建議，歡迎向本院人員反應，本院將竭誠為您處理，聯絡電話：(02) 2249-0088 分機 2019、2020

臺北醫學大學．署立雙和醫院 102-02-G(改5)MR-01 01

醫院官方網站

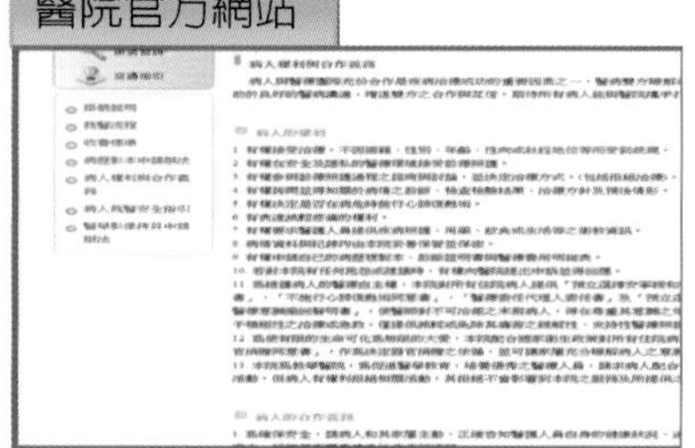

初診資料背面

2.依病人需求，設有各種語言版本：本院將病人權利與合作義務的政策內容翻譯爲各種語言版本，除了中文之外，尚有英文、日文、越南文及印尼語，讓不同種族的病人可以熟悉的語言了解病人就醫的相關權益與義務，完整內容均公告於醫院官網供民眾知悉。

（二）制定與病人權利相關的各項照護標準規範及流程，且宣導管道多元化

1.透過新進人員到職及在職教育、隨身小卡、院內海報等宣導方式讓員工了解病人權利之內容，並制定與病人權利相關的各項照護標準規範及流程，如：「全院病人隱私權維護政策」、「弱勢族群服務政策」、「外籍人士就醫協助作業程序」、「知情同意處理作業程序」、「終止或撤除維生系統作業程序」等，以保障病人就醫過程中了解權利義務及落實保障病人隱私、維護病人醫療自主權、尊重病人選擇醫療之權利及重視弱勢族群照護。

2.住院期間醫療人員依據「病人評估作業程序」、「病情說明流程標準規範」、「會診管理政策」、「病人衛教評估暨衛教記錄單作業程序」及「病人接受持續性醫療照護作業程序」，於醫療過程前、中、後主動提供訊息或適時回應病人及家屬之提問，以達到適切的治療及照護。

3.病人接受手術前，醫療人員依據「病人手術前後評估作業規範」及「知情同意處理作業程序」，提供書面說明以確保病人及家屬

了解並取得簽署完整的同意書。

（三）定期審閱修訂

設有「醫學倫理委員會」，每年審閱及修訂「病人權利與合作義務」，其中有五位院外委員共同參與委員會代表病人與家屬之意見，使能充分以病人爲中心的精神下提供寶貴意見，制定相關病人權益之政策。於2012年6月12日醫學倫理委員會進行第五次修訂討論，將病人權利及合作義務由10項增加爲13項，增加安寧緩和照護醫療自主權、器官捐贈意願徵詢及人員配合相關之教育。

第二節　病人申訴管道與處理方式（李國隆）

一、重點摘要

CARF的中心思想是以病人爲中心。因此也特別重視病人申訴管道與處理方式。目前國內各家醫院因醫院評鑑的要求與相關規定，多已有申訴管道與處理方式的要求，故在準備上也不是難事，只要將各院本身的申訴管道與處理方式呈現出來即可。

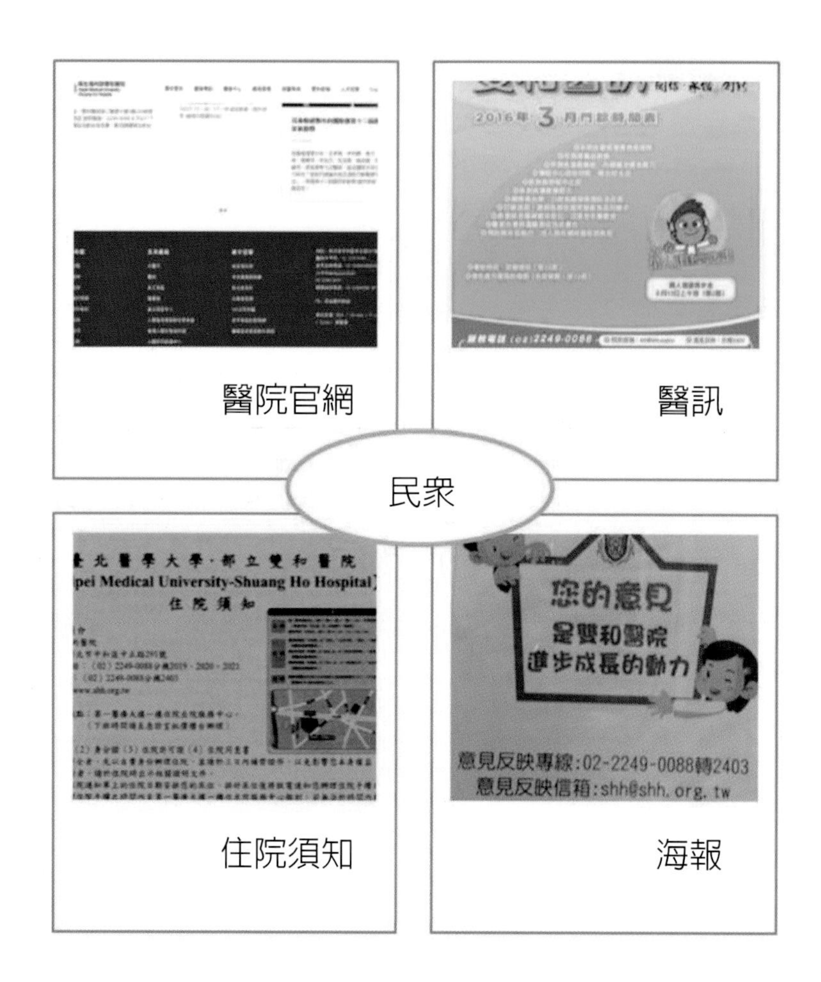

二、條文說明及準備方向

以下是本院此次準備此部分的內容與方向：

（一）1.k.3組織

1. 完成正式向病人告知的政策和書面程序

本院社會工作室爲專責單位，並設有意見反映專責人員處理病人或家屬之反映案件。專人接獲通報後前往發生單位協助處理，了解情況及安撫反映者情緒，現場單位主管協同處理民眾意見反映。

制定「民眾意見反映處理作業程序」，明載反映的管道、表單、處理流程及時效等。依照各案件狀況由社工或專員給予病人與家屬情緒的支持與關懷。

爲讓民眾清楚了解意見反映流程，醫院各處貼有宣導海報，如：一樓外科門診區外、電梯內等，另於一樓大廳設置意見反映箱，位置明顯易見，本院官網、醫訊及病人住院須知上亦標明意見反映管道，供民眾表達意見。

2. 適用的投訴程序、形式

意見反映箱每天下午由社會工作室專責人員收取反映單，並查核意見反映箱是否損壞及缺少筆、意見反映單等。本院蒐集意見的方式多元且可近，除意見箱外，還可透過反映專線（02-2249-0088分機2403）、院長信箱（shh@shh.org.tw）及現場反映，讓意見反映不受時間限制。

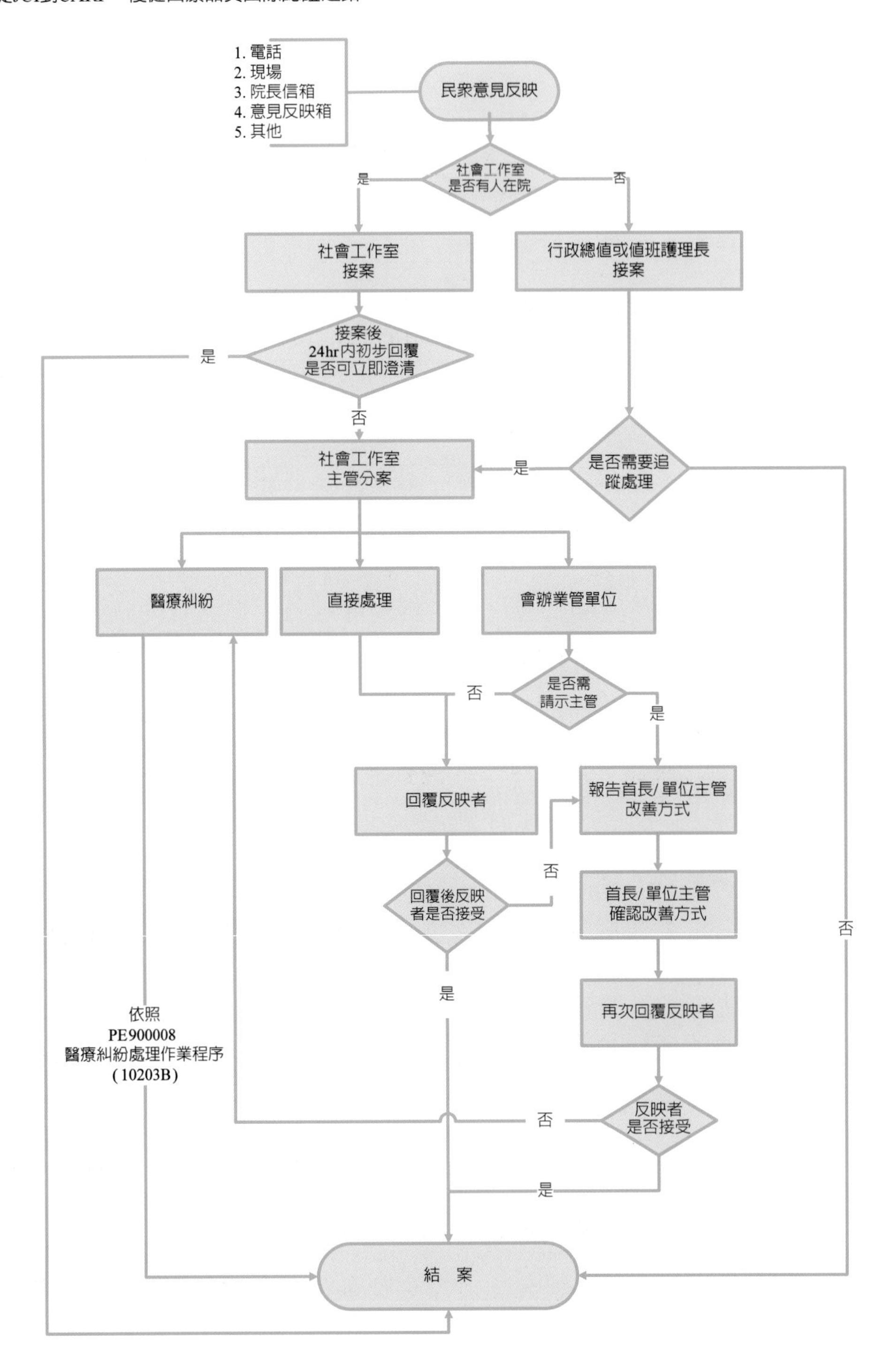
1. 電話
2. 現場
3. 院長信箱
4. 意見反映箱
5. 其他
民眾意見反映
社會工作室
是否有人在院
是
否
社會工作室
接案
行政總值或值班護理長
接案
接案後
24hr內初步回覆
是否可立即澄清
是
否
社會工作室
主管分案
是否需要追
蹤處理
是
否
醫療糾紛
直接處理
會辦業管單位
是否需
請示主管
否
是
回覆反映者
報告首長/ 單位主管
改善方式
回覆後反映
者是否接受
否
是
首長/ 單位主管
確認改善方式
再次回覆反映者
依照
PE900008
醫療糾紛處理作業程序
(10203B)
反映者
是否接受
否
是
結 案

3. 文件投訴的正式格式

依照「民眾意見反映處理作業程序」，制定表單「雙和醫院民眾暨員工意見反映表」。

（二）1.k.4正式的投訴書面分析

1. 每年進行統計分析

每月統計意見反映案件數及分析反映之問題類別後陳核主管，並由主管於行政會議提出報告，由行政發展會議追蹤改善單位之改善成效。

依照「醫療糾紛預防篩選作業程序」選出高風險個案，以利院內危機處理；與病人安全有關之議題，每季於醫療品質暨病人安全委員會中呈報；性騷擾案件提至性騷擾委員會調查討論。

2. 檢討與改善

家屬及病人對醫護人員的表揚與感謝，刊登於醫訊上，並於相關會議予以鼓勵。

經意見反映後檢討作業流程與改善硬體項目，並增設便民及相關行政事項等，改善案例如下：

(1) 民眾申請收據影本一張20元，訪查鄰近醫院收費金額，並經院內評估與討論後，調降收據影本一張10元。

(2) 提供板橋區民眾來院就醫之便利性，於2014年8月啓用板橋二線接駁專車，不僅可提供來院民眾搭乘，也嘉惠附近社區居民。

(3) 提供民眾更好的服務品質與空間環境，住院出院服務中心於2014年10月完成擴建及搬遷，並正式啓用。

(4) 中正路斜坡停滿機車，行人通行不易，增設僅行人與輪椅可通行之圍欄，淨化坡道，還給民眾寬闊的人行道。

(5) 婦產科候診區擁擠，建議擴充空間，以抽號碼牌方式報到，提供更舒適的就診環境。

(6) 提升第二醫療大樓梯廳及汽車停車場指標引導。

(7) 原汽車停車場出口之票口位於斜坡上，爲避免危險，於接近出口平面處，裝設車牌辨識系統，民眾無需在上坡出口進行繳費驗證。

第三節　依病人需求發展可近性行動計畫（謝亨如）

一、重點摘要

在可近性方面，需要組織展現領導力，辨識出各領域之相關障礙並設定計畫、進行改善、監控成效且與時俱進、不斷追求進步。

二、條文說明與準備方向

（一）條文1.L.1說明

促進病人及其他利害關係人之使用可近性，並移除相關障礙時，需要組織展現領導力，並評估下列族群之需求，包括：病人、員工及其他利害關係人。

在完備一個持續推進識別障礙的過程中，需考慮下列領域，包括：建築障礙、就醫環境及流程、服務態度、就醫費用困難、語言溝通困難、就醫交通評估、轉介服務需求評估，以及在任何時機點由病人、員工或關係人所提出的識別障礙問題，都應被妥善因應處理。

（二）條文1.L.2說明

接續1.L.1條文，在相關障礙被識別且提出之後，組織應發展出完整的計畫來進行下列步驟，包括：將採取之行動策略、時間表等；且至少每一年應審查上述障礙移除之進展、成效、是否需要進行持續改善，以及依據需求更新內容等。

（三）條文準備方向

由於1.L.1及1.L.2兩條文具相關性，一併由醫務部統籌準備；在準備佐證資料時，會從大範圍審視條文1.L.1中所提及的各個領域，確保皆有障礙識別之機制、步驟及實際範例，據此證明本院在移除障礙、促進各族群使用之可近性方面的努力不遺餘力且有成效；再以黃金範例爲例，說明本院如何識別障礙、採取行動、獲得改善、持續監控並獲得外界肯定。

首先，條文評估對象含括了：外部及內部顧客，包括病人、家屬、照顧者等外部顧客及員工、志工、外包人員等內部顧客；相關重點標準規範如下：「弱勢族群服務政策」、「病人評估作業程序」作爲初步評估病人初次就醫需求及醫療之特殊需求，並提供預防性和治療性之照護服務；超過110項之「疾病照護標準」作爲疾病管理和復健需要之依據且持續更新、新增中；「病人滿意度調查」及「民眾意見反映處理作業程序」作爲識別障礙、持續改善之依據，提升醫院整體之服務品質。

其他部分包括：就醫費用有「醫療社會個案工作標準規範」、「醫療費用補助標準規範」；語言溝通有「外籍人士就醫協助作業程序」，提供多國語言溝通卡及翻譯服務。交通評估有復康巴士申請之相關資訊；病人轉介有「轉診—轉出作業程序」並設有「轉診服務中心」單一窗口安排就診、回覆轉入院及追蹤轉出病人等相關作業。

黃金範例：本院爲排除硬體建築、就醫環境之障礙，促進病人及家屬使用可近性，達成建置以「病人爲中心」之友善醫院爲目的，針對報到櫃臺、抽血櫃臺進行改建計劃，完成博愛櫃臺及首創升降式抽血櫃臺之建置，獲使用者好評且獲得2013年特優及友善就醫建築獎與2014年高齡友善之肯定。

第八章 績效評估與改善規劃（Performance Improvement & Outcome Management）

第一節 目標設定與擬訂治療方針（陳弘洲）

一、重點摘要

復健團隊應針對住院病人設定詳盡之復健目標及治療方針，並讓病人、家屬，以至於所有參與治療的醫療人員皆能充分了解。治療過程應藉由持續性的病況評估、團隊人員溝通、跨團隊討論會議，以及與病人及家屬間的討論來及時修改復健目標與治療方針。

二、條文說明及準備方向

CARF關於復健目標及治療方針的相關內容主要整合於section 2及部分section 3的條文裡。實質治療的部分相信各醫院都已做得很好，準備的重點主要放在復健目標、團隊溝通、醫病溝通，以及持續改善等方向，部分內容可參見後續關於成效評估及復健團隊的敘述。

復健目標需要明確呈現於入院評估紀錄中，通常在admission

note裡需有復健目標及治療方針的內容，在各類復健治療師的初評紀錄中應該也要有進一步的復健目標與治療方針，另外，由於需要將此復健目標與治療方針告知病人及家屬，因此需要有一份讓非醫療人員易於了解的說明書來告知病人及家屬相關之內容，並留有醫療團隊人員及病人或家屬的簽章。各復健目標及治療方針需要一致不互相牴觸，可依各醫院完成病歷的次序以第一份設立目標及治療方針的紀錄爲基準來加以延伸（例如以admission note爲準）。

復健目標及治療方針並非一成不變，需要持續評估病人並依據病況加以修改，因此醫師、各類復健治療師及護理師皆應有持續評估病人的紀錄，復健團隊間應有通暢的溝通管道並據以修改復健目標及治療方針，在醫師及各類治療師的progress note裡皆應提及復健目標及治療方針的進程。關於病人評估紀錄的進一步內容請參閱：第十章病歷紀錄。

復健目標及治療方針也應依據跨團隊會議加以討論及修改，因此針對每位病人皆應進行跨團隊病例討論會，參加人員除了醫師、各類復健治療師及護理師之外，也應包含與該病人醫療相關的各職類人員（如藥劑師、營養室、社工師、出院準備服務護理師等），依據不同面相討論詳細的後續治療目標及方針。該會議最好可以加入病人及家屬一起討論，或至少於會後告知病人及家屬會議結果並進一步討論。關於跨團隊會議的進一步內容請參閱：第九章跨領域復健團隊。

在CARF評鑑的過程，評鑑委員往往會不斷地要求在病歷紀錄裡提出關於各職類人員訂定與修改復健目標與治療方針的內容，陪評人員應能迅速於病歷中提出關於醫師、各類復健治療師及護理師的相關紀錄內容並加以解釋，因此，在委員進行病歷審視及病房訪查時最好同時有負責第一線照護的醫師、復健治療師及護理師一起陪評，另外，最好也安排委員實地參與跨團隊病例討論會。

第二節　復健照護的品質指標（周林傳）

一、重點摘要

復健照護品質的規劃，在整個評鑑的過程中，可以說是相當重要的一環。因此，CARF組織也針對了這點做了相當精細的說明。良好的復健照護品質，能使管理者精確地掌握復健對病人的實質效益，才不致於因數據記錄者的不同，而產生過大的誤差。在品質評估方面，相當值得一提的是，CARF組織秉持著以病人爲中心的理念。除了院內自己對復健過程的品質評估外，也相當重視病人的滿意度。品質指標存在的意義在於，復健科的醫療人員可透過品質指標的統計結果來進行溝通討論，進行提升醫療品質與滿意度。

二、條文與準備方式

復健照護品質指標涵蓋的條文範圍很廣，從第一章的M.N到第二章的A.B及第三章節的A都有包含到。在設定復健照護品質指標時，需注意其內容必須可以完整地評估病人在接受復健後，能夠恢復程度的多寡。除此之外，蒐集到的數據還必須可以被統計。CARF希望相同的指標由不同人評估時，不會產生太大的差異，且指標內容最好要有文獻的支持。

條文說明方面，院內的品質指標必須要做過信、效度分析，差異性也最好要有臨床的意義。指標數據的蒐集，最少需包含住院當下至出院時，以及出院後一段時間的資料。依據本院經驗，我們會從住院當下至出院後的三個月去做病人資料的蒐集、統計與分析。其實CARF組織相當注重PDCA（品質改善）的流程。他們希望能透過復健照護指標的分析，來做復健流程的改造以及標準的修飾，這也就是爲什麼他們強烈建議指標最好能夠被統計。最好的情況下是，這些品質指標是能夠被當作復健病人的目標和參考。這樣我們才能夠量化，有多少的病人能從復健中獲得好處。

依據本院的經驗，挑選了四個項目當作我們的品質指標。第一項是MRS（Modified rankin scale）會選用此量表是因爲住院的病人通常都是腦中風的患者，且此量表已被廣泛運用於急性腦中風的病人身上。因此，使用此量表與其他醫師溝通的話，它可以是一個相當良好的溝通工具。而其缺點在於它是屬於類別變項，於統計上做數據分析時會較爲困難，惟其簡單易學，初學者也可以使用。

第二項是PASS（Postural Assessment Scale for Stroke），本部技術長曾發表過相關論文，且其再現性（Reproducibility）相當良好。此量表可用於評估中風病人的一些身體平衡功能。第三項是日常生活的功能，我們挑選了五樣日常生活必須完成的事項，用五分制的方式來表示病人需要執行日常生活行爲的困難程度。

第四項是病人的滿意度，CARF組織講求以病人爲中心。因此病人的回饋是提升復健品質的重要面向，藉由每季抽樣病人的回饋，來了解我們做的不足之處，也藉此改善流程。總括來說，可依據醫院的規模及可使用的量表去回顧一些文獻，再來決定要使用何種品質指標。重點是要依據蒐集的指標數據來反思是否有做得不夠好或是要改善之處。譬如說我們注意到MRS的改善程度不多，應該去反思它的PDCA是否做得不夠完善。而每年至少都要進行一次反思集會，看看是否有什麼趨勢或是可改進的部分。

※註：再現性（Reproducibility）：在相同控制條件下，以相同分析步驟進行重複量測，經由多組分析數據比對其接近程度，即爲再現性。再現性佳表示重複分析之數據極爲接近。一般以精密度做爲再現性之量化指標。

資料來源：國家教育研究院http://terms.naer.edu.tw/detail/1316956/?index=4

第三節　成效評估與改善方案（林立峯、林睿騏）

一、重點摘要

CARF認證組織持續致力於不斷改善其組織和所提供的服務。利用數據蒐集、分析及所得之訊息提供管理和改善服務。而此方面的改善是個動態的過程，並提供相關訊息給員工、服務對象及相關利益者。

二、條文說明及準備方向

此部分內容包含了1.M及1.N，共10項條文。1.M重點在於指標的訂定方式、資料或回饋蒐集的方式、信效度、種類、時間點等；1.N重點則在資料分析、如用運用分析結果修正調整，以及公布這些相關資訊。準備方向分述如下：

（一）需有書面載明成效評估的量測及管理

依本院的宗旨，訂出以下評量表現之方向：

1.關懷：服務成效（單位蒐集復健治療成效，每年進行分析檢討改善）。

2.承諾：服務品質（病人滿意度）。

3.創新：教學研究（實習生教學滿意度及同仁研究發表）。

（二）需展示出蒐集資料之信效度、完整性及正確性

1.病人住院時，住院組、醫師、護理師（各有資訊作業系統）及相關醫事人員（部分有資訊作業系統）皆會蒐集病人基本資料，且各系統之間可相互交流。而病歷紀錄定有書寫規範及抽查機制，可確保書寫品質。

2.依院方之「醫療品質指標管理作業程序」，訂立品質指標時需有一定驗證程序及規範，包括驗證樣本數、蒐集者間信度（一致性達90%）等，並定期檢討。

（三）廣泛蒐集相關資訊

強調服務對象、利益關係者及組織營運需求，可用比較性的分析，且利用分析結果設定目標及績效指標。

1.此部分仰賴院內各單位協助，平時就設定指標並蒐集相關資料。可對應至1-C至1-L的內容。

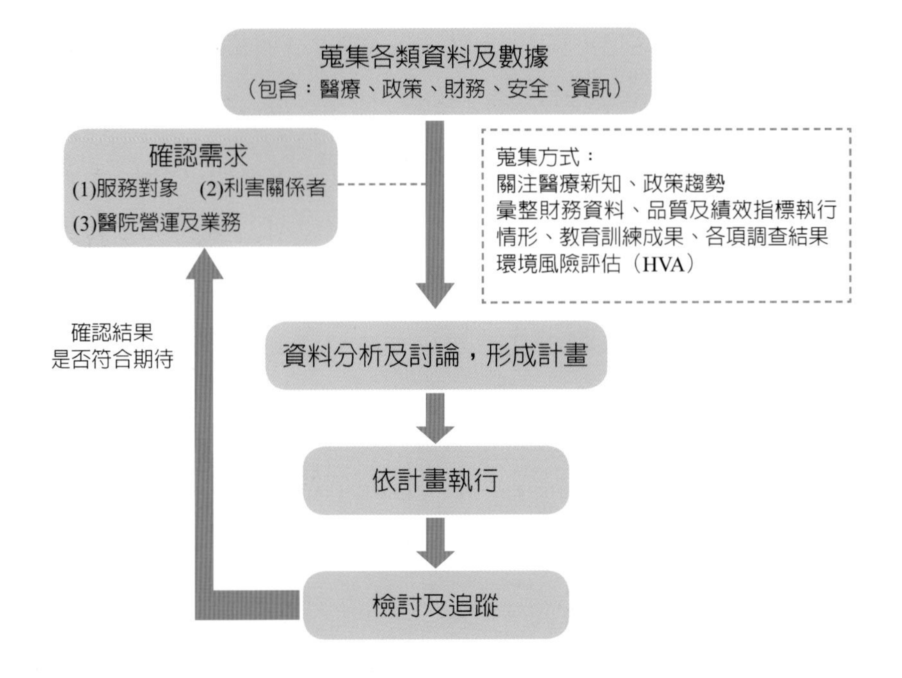

（四）組織蒐集關於所服務人員之特徵資訊

1.接受住院復健服務的病人，病歷記錄病人的基本資料。同時在入院評估時，各職類人員如醫師、護理、治療師等評估紀錄上亦會記載。依相關病歷紀錄規定，在病人接受服務開始與結束，以及服務期間會定期評估蒐集相關資訊以呈現病人的改變。病人出院後的資料，若有回單位門診追蹤則會有臨床評估，且三個月蒐集一次，若未回門診則現行並無追蹤機制。

（五）組織需蒐集營運表現指標，確認服務效率、服務效益、服務可近性及服務對象或相關利益者的滿意度與回饋

1.本院經營團隊依據宗旨、願景訂定短、中、長期目標，各單位每年依據本院年度目標訂定部門之執行計畫，各單位於預算會議提出預算計畫及年度目標。

2.本院經營團隊每月定期舉行財務績效會議、績效獎勵制度檢討會議，並設置專科經理人制度，透過檢討會議及相關報表檢視各單位財務績效、醫療業務量等相關數據，以利定期檢討與改善。另外，指標之設立，均規範明定適用對象，蒐集人員、方式，並定期分析檢討。

3.復健治療成效：目前採列病人功能狀態、平衡能力及日常生活表現爲住院病人治療成效；另初步統計後會把改變值除以住院日數作爲治療效益的指標。服務可近性則以住院等待日數爲指標。滿意度部分會針對復健醫學部住院患者，在其住院期間進行調查。

（六）組織會每年針對所蒐集資料開會檢討分析，並完成書面分析報告，提供管理階層作爲目標及計畫訂定之參考

1.績效相關訊息會以各種方式傳達給員工、相關利益者及服務對象，例如，院內透過電子郵件信箱及內部網頁，發布住院病人感染率及感控狀況讓同仁周知。

2.於復健醫學部部務會議討論將績效分析相關訊息，並由各主管

帶回發布，每年更新海報、單張及摺頁，將相關訊息更新刊載。

（七）舉例說明

1.資料蒐集對象：復健醫學部之出院個案（2016年12月至2017年04月）。

2.總人數：142；年齡（歲）：63.15+/-14.58；男女比：83M/59F。

3.Postural Assessment Scale for Stroke (PASS)

(1) Admission：16.73+/-10.58 (N=140); Discharge; 23.04+/-12.93(N=138)。

(2) Mean Change Scale：6.19+/-5.94(N=138)。

(3) Change≧2.2 points（人）：70.29%(97)。

(4) Change <2.2 points（人）：29.71%(41)。

(5) Efficiency（Change score/天）：0.253。

參考文獻

Chien CW, Hu MH, Tang PF, Sheu CF, Hsieh CL. A comparison of psychometric properties of the smart balance master system and the postural assessment scale for stroke in people who have had mild stroke. Arch Phys Med Rehabil. 2007; 88(3): 374-80.

第九章 跨領域復健團隊

第一節 團隊組成（周林傳）

一、重點摘要

本院復健醫學部的醫療服務包含物理治療、職能治療、語言治療、疼痛復健中心、兒童復健中心、臨床心理衡鑑與治療和工作強化中心、震波治療等，復健團隊的服務項目不僅包含身體機能的復健，也包括了心理治療和語言治療。一個好的復健團隊，必須包含各種專長的人才，除了復健醫學部內的基本成員外，尚需與其他專業人員進行跨領域的合作，站在「以病人爲中心」的角度，給予病人最全面性的照顧。

二、條文與準備方式

復健團隊的組成，需要許多跨領域的人才。病人從入院到出院的復健過程，時常需要透過各種不同專業的人力互相合作來完成。團隊的組成，會依據醫院的規模而有所不同；醫院規模大，人力自然充足，擁有的資源也會較爲多元。但規模大小其實並不是衡量一個團隊好壞的重點，團隊要運行的順暢、有效率，需要的還是團隊間的溝通與協調。

一般來說，復健團隊還是有標準的人員組成，一個復健團隊，至少必須包含醫師、物理治療師、職能治療師、語言治療師、臨床心理師、護理師及出院準備小組。而其他像是藥師、營養師及個案管理師，在環境允許的情形下，則可帶給團隊加分的作用。舉例來說，當一位腦出血的病人住院治療時，除了接受醫師和護理師的照顧之外，尚需復健中心的治療師給予復健指導和鼓勵；若同時有營養師和個案管理師的協助，也可幫助病人恢復的更為快速，同時讓病人對自己的狀況更加了解。而這些努力的過程，都是需要跨領域的人才互相合作來完成的。

第二節　團隊溝通（楊政道）

一、重點摘要

復健醫學部病人照護的團隊包含了醫師、治療師、護理師、藥師、營養師、社工師、出院準備護理師等專業人員，評鑑重點在於呈現：（一）各自專業對於病人的評估與設立復健目標；（二）討論共同病人的復健目標，並針對達成病人目標有溝通的管道以互相討論，

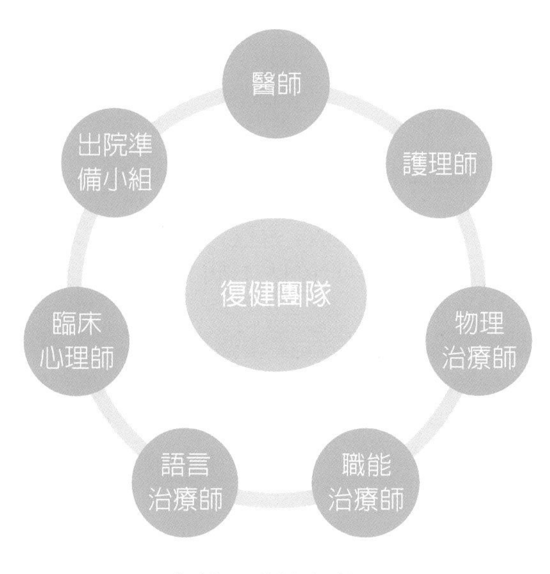

復健團隊基本成員

並留下紀錄；（三）呈現出團隊間，對於改善病人目標所採取的方式。

二、條文說明與準備方向

（一）各自專業對於病人的評估與設立復健目標

CARF條文內有規定醫師、護理師、治療師等職類，對於病人應執行評估。

1.醫師：入院住院病歷（除了醫學資訊外，應詳細寫明病人的職業、照顧者、居家環境、醫療決定者等病人背景資訊）；住院病人每日皆需有病歷紀錄，應針對病人的問題留下評估、診斷與處置，以及之後追蹤的變化。

2.護理師：應於住院時完成入院護理評估，條文規定應包含病人大小便情形、移位功能評估與需要的輔具協助、必要的相關衛教、醫療問題、使用的藥物、疼痛評估、復健需求、皮膚完整性評估（壓瘡）。

3.治療師：治療師應有病人的初始評估（admission evaluation）、追蹤評估（progress note）、出院評估（discharge evaluation）的資料，並置於病歷內。評估內容應包含各職類的功能評估、目標設定及針對目標採取的訓練。如果可以，設定目標時應參考病人與家屬的意見，以設立對病人最有幫助的目標。

專業人員的評估應一致，例如：如果治療師在病人的初始評估中有提到腳踝疼痛，醫師的progress note應提到相關的評估、診斷與採取的治療方式以及之後的追蹤情況。

（二）討論共同病人復健的目標，針對達成病人目標有溝通的管道，並留下紀錄

應設有相關機制，讓各職類間人員可相互討論病人復健的目標與目前進步的情形，並根據討論結果得出一個共同目標，並得提出接下來的復健計畫。如以團隊會議方式，建議會議應有家屬參與，一方面可讓家屬了解病人進步情形；另一方面目標的設立也可參考家屬的意見，並讓家屬了解團隊接下來的計畫。

（三）呈現出團隊間，對於改善病人目標所採取的方式

會議紀錄應載明參與人員（應至少包含醫師、護理師、治療師、藥師、營養師，如有經濟方面問題，應有社工參加，如有出院準備的問題或需轉介社福機構，應有出院準備護理師的參與）討論後的復健目標、對於每一個復健目標採取的計畫，並有會議主持人（通常是主治醫師）的建議作為結尾。

就頻率而言，對於每一位病人，建議團隊應「每個禮拜」都有團隊溝通的紀錄呈現。

復健目標的設立應不限定於病人的功能問題，舉凡病人的認知、病人的出院安置等都可列為團隊努力的目標。會議紀錄應呈現於病歷，若允許，亦可置於共用的網路空間，供各職類人員可隨時了解病人的進步情形與目前的目標。

第三節　出院準備（陳美惠）

一、重點摘要

出院準備服務，是一種集中性、協調性、科際整合性的過程，透過醫療照護專業人員、病人及家屬的共同合作，以確保所有病人在出院之後均能獲得持續性照護。計畫中必須反映病人及家屬內、外在

之社會、情緒、醫療及心理上的需求與協助，不但必須提供持續性照護，尚需追蹤並了解病人出院後之立即性需求。

二、條文說明及準備方向

出院準備服務是於病人住院期間，由醫療小組人員提供專業的評估及服務，讓病人在出院後經由適當的轉介服務，能妥善得到完整性且持續性的照顧。藉由評估病人的需求，與病人及其家屬共同擬訂出院準備計畫，轉介醫療資源如社工師、營養師、藥師、復健治療師等，協助病人出院後居家環境布置及輔具，提供轉銜服務，適當轉介居家護理、長期照顧機構、護理之家，並於病人出院後，以電話追蹤關懷照護情形及提供醫療諮詢服務。

CARF關於出院準備服務的條文內容，橫跨2-A-16至2-A-18共3條，以時程而言，可分爲：入院後24小時初次評估、入院72小時再評估、出院後3天內、出院14天追蹤四個時程。在出院前整合跨團隊小組成員的建議如：醫師、護理師、物理治療師、職能治療師、藥劑師、營養師、出院準備小組、社工師及病人、家屬，了解病人回到社區後的照護需求，出院時應準備好完整的住院過程及出院前病人評估，並寫入出院摘要，方便下一個醫療院所參考，兼顧治療的連續性。

以下針對因應本次CARF，出院準備服務的部分做說明：

（一）訂有標準作業規範

包含「入院護理作業標準規範」、「出院準備服務程序」、「社區醫學部出院準備服務作業標準規範」相關作業標準規範，並有流程說明，入院由醫師負責病人評估及醫囑開立，護理人員於病人入院後24小時完成入院護理評估，包含出院準備計畫，依病人障礙、意識、活動、大小便、照護特性、照護資源及特殊照護等狀況，評估各單項任一分數爲3分或總分>7分之高危病人，經護理資訊系統，通知出院準備服務護理師進行訪視評估。

（二）住院期間，各種專業都在爲出院做準備

醫師擬訂治療計畫，護理師提供護理照護執行及指導，營養師提供營養評估與飲食衛教，藥師提供用藥諮詢指導，社工師評估社會功能狀況與需求提供諮詢及轉介，出院準備服務護理師依病人的失能程度、社會福利身分、身心障礙等級、家庭狀況等，與病人或家屬討論後續照護方式，若返家照顧提供居家護理、長期照顧服務、輔具準備資訊；考慮機構安置時，提供機構選擇注意事項、機構安置補助資訊；當有復健、血液透析、呼吸照護病房等需求時，提供相關書面資料以供參考。

（三）決定返家時，評估照顧人力

需要時說明長期照顧居家服務，並填寫申請書後協助申請；欲申請外籍看護工，說明申請流程；如有輔具準備需求時，提供「輔具

資源一覽表」供參考租借；行動不便且有管路留置者說明居家護理服務，以「居家照護醫囑單」及「轉介回覆單」轉介鄰近之居家護理所，並留有諮詢窗口。收案病人約36%持有身心障礙手冊，若需申請補助時予以說明補助流程。

（四）需要時，提供機構安置資訊

若有機構安置需求時，依照居住區域、社會福利身分、年齡，提供安養或護理之家機構名單以供參考，說明機構選擇注意事項；具有身心障礙身分時，提供身心障礙者日間照顧及住宿式照顧費用補助合約機構安置一覽表，告知申請流程；出院時可申請出院病歷摘要，並提供出院護理轉介摘要，內容包含住院原因、身體檢查之發現、診斷及合併症、住院處置、用藥及其他治療、出院時狀況、出院帶藥、醫師出院指示（返診時間及其他注意事項），已提供的護理照護指導，並有出院後相關諮詢窗口。

（五）定期評估安置機構的能力

每年針對機構收容對象、床數、平均收費、照顧人力、醫療服務、緊急就醫處理、有無洗腎、復健之合作單位、可申請政府補助等進行參訪，並針對機構病人滿意度調查，表現優良之機構簽約共43家。

（六）每年定期舉辦相關在職教育課程

課程內容著重出院準備服務的新知分享、政府政策的執行與跨團隊間之溝通聯結，以使院內各專業人員對出院準備服務業務有所了解。

（七）依據「出院準備服務委員會設置辦法」設置出院準備服務委員會

由副院長擔任主席，有九個醫療科室成員共同參與。每三個月召開會議，會議記錄均簽呈至院部。討論內容包括居家呼吸治療、安養及護理機構參訪與簽約事宜、出院準備服務委員會設置辦法修訂、出院準備服務資訊系統執行現況及需團隊協助事項、高危險病人拋轉、出院準備服務收案病人平均住院天數統計分析及追蹤，並有紀錄可查。

（八）團隊成員針對困難出院病人進行需求評估與討論

將討論結果記錄於「雙和多團隊照護」平臺，同時，每月召開跨領域團隊個案討論會，將協助過程與成員分享，檢討分析是否有未盡完善之處及建議事項，並將訊息回饋病人或家屬知悉。

（九）評估蒐集病人各層面問題

團隊共同擬訂以病人爲中心之出院準備計畫，提供適切可近性之衛教單張供參考，評值其準備狀況，依病情變化或病人及家屬期待、照顧者能力等，調整計畫內容，使病人順利出院。出院後電話追蹤病人現況，提供照護問題諮詢，並進行滿意度調查，以了解病人需求及期望。為提升醫療照護品質，統計14天內非計畫性再入院率，予以分析並進行檢討改善方案。

（十）訂有「出院準備護理師工作職責標準規範」

護理師每年接受院內、外護理專業課程至少20小時，以及長期照護醫事人員訓練，取得社區衛生護理師認證。病人出院後三日內、二個星期內追蹤照護狀況，提供所需的照護指導及轉介相關單位，如居家護理或營養諮詢，並有紀錄。出院時提供之衛教單張內有諮詢專線，提供醫療諮詢，另本院設立健康諮詢室，提供現場諮詢，解決有關健康或疾病相關照護問題。

三、綜論

有效的出院準備服務，可以整合社區照護資源，病人能提早返家，提升生活品質。醫院與政府共同投入長期資源服務，不但能使病人獲得足夠的資源，且能完整整合社區資源，以團隊照顧計畫模式，縮短病人住院天數，減少病人在急性病房的時間，減少醫療浪費，並能將醫療資源做最好的運用。

第十章　病歷紀錄（Medical Record）

第一節　醫師評估與記錄（李育豪）

一、重點摘要

CARF推崇的是以病人爲中心，以團隊爲導向的治療模式。故病歷寫作需能呈現病人多面向、連續性的評估，與團隊成員間及與病人、照顧者的溝通過程。而書寫病歷最重要的原則就是誠實、公開、透明，具有團隊可近性。

二、條文說明及準備方向

CARF關於病歷記載的條文內容，橫跨2-A至3-A約莫16條，規範既廣且深，以時程來說，可分爲：入院前、入院時、住院中及出院時。就內容而言，CARF的要求可說是十分具有ICF（International Classification of Functioning Disability and Health）的精神，醫師在病人住院前、入院時，除應了解病人的疾病狀態（時間、位置、病因、共病）及功能障礙程度（Activity of Daily Living，ADL獨立程度），更應詳實記載病人的社會參與（如：病前常參與的休閒活動、職業等）、個人因素（如：年齡、教育程度、宗教信仰）及環境因素（如：居住樓層、地區）等整體全面的評估，藉此決定病人是否適合住院、訂定適當復健目標、治療計畫和出院後的轉銜規劃。而病人住院中，在病歷裡應呈現病人病況變化，遭遇的問題（醫療或非醫療），並詳細記錄如何處置，病人的反應，還有復健目標和計畫的更改。另外，CARF十分注重團隊成員間的溝通，所有團隊成員的專業評估紀錄皆應公開、透明，所有溝通皆應有文字紀錄，電話溝通只是輔助用途，如呂綸教授所言：「Be honest, be transparent.」。在出院前應與出院準備小組、社工及病人、家屬保持密切聯繫，了解並記錄病人需求，出院時應準備好完整的住院過程經過及出院前病人評估，並記載於出院摘要，方便下一個醫療院所參考，兼顧治療的連續性。

因其他醫院評鑑如JCI、RRC（Residency Review Committee）對於醫師病歷已經有大部分相關規定，能通過相關評鑑已能符合八成要求。以下針對因應本次CARF，醫師病歷特別補強的部分做說明：

（一）入院評估在premorbid status部分加入病人社會參與、日常活動程度，如職業或嗜好休閒活動等。特別詢問或註明病人或家屬之期待，共同討論出可行的復健短期、長期目標。在入院時就預先訂立並記錄出院規劃。

（二）CARF評鑑要求每一位病人每週皆應有一次治療團隊會議紀錄，成員應涵蓋所有相關職類（治療師、心理師、社工、出院準備、藥師、營養師、護理師）且最好有病人及家屬參與。惟因國情、醫療環境、保險制度不同，全面實施有其困難度，最後折衷的作法是：每週邀請治療師書寫病人復健進度評估（Team Member Note），與醫師端之Weekly summary整合之後置於病歷中，由主治醫師做最後治療計畫修訂，並上傳至院內跨團隊照護系統供其他團隊成員追蹤病人狀況。之後每兩週由主治醫師挑選特別需討論的案例舉行團隊會議（每位病人至少一次），並於會後查房時由主治醫師／住院醫師告知病人及家屬會議結果與未來治療方向。這樣的作法能利用有限的時間快速整合復健團隊內的評估，治療師可以看到醫師書寫之治療過程，醫師針對病人的功能變化更能有效掌握並能改變復健處方，病人也能因此受益，達到三贏局面。

總而言之，CARF的中心思想：Patient centered, Team oriented. 病歷寫作需能呈現針對病人具有全面性、連續性的評估，與團隊成員及病家的溝通過程，同時把握誠實、公開、透明，具團隊可近性的原則，即爲準備CARF病歷紀錄評鑑之最佳策略。

第二節　護理評估與記錄（韓和益）

一、重點摘要

護理人員是復健團隊中的一員，每天24小時三班持續服務並以全人觀念來照護病人，與病人及家屬維持著頻繁的互動，是最親近、了解病人需求的人。護理人員在復健護理過程中扮演的角色有護理專家、協調者、教育者、諮詢者及研究者等身分。住院中由醫師評估病人疾病進展而擬訂復健治療計畫包括：痙攣疼痛病人處置、肌力訓練、轉位訓練、輪椅及背架使用、大小便訓練、心理建設及心理支持。復健護理人員會與病人、家屬及其他復健小組成員間維持密切合作，滿足病人的需要及鼓勵病人參與復健計畫以發揮潛能，引導病人及家屬間的互動，預防合併症發生，協助病人達到最佳的健康狀況及重新調適生活環境、執行自我照顧活動，重回社會生活及扮演其角色功能。在身體、心理上、職業和社會方面以整體性來協助病人，使其身體功能恢復至極限並獲得調適後能發揮出潛能，促進病人早日達成復健目標。

二、條文說明及準備方向

在經歷過多次的醫院評鑑及三次JCI評鑑後，護理評估與記錄皆已資訊無紙化，因此透過本院護理資訊系統（Nursing Information System, NIS）呈現的各項護理評估、計畫及紀錄，大都已符合相關規定。

延續JCI評鑑的照護品質，復健照護護理人員需具有適當之專業資格與能力，所有護理師需依「復健護理師（士）訓練計畫」接受包含有物理、職能及語言評估治療和特殊疾病照護等共六小時的核心課程，並完成八小時的復健治療實地場域教學，始得具有復健護理師認證資格，爾後每年需上滿四小時相關復健專科課程才能展延認證。以此具復健護理專業資格與能力來提供住院病人每天24小時的服務，以符合CARF條文3-A-9的要求。

在CARF 3-A-2條文對復健護理服務內容的要求，包括有評估、實施和計畫，並預防各種併發症產生。此與本院護理資訊系統內的內容相符，故在準備評鑑上較為容易。由於本院早已建置護理資訊系統，因此各項護理評估工具、計畫及紀錄已內建於護理資訊系統中。護理人員藉各項評估工具，持續性地觀察病情變化，並根據病人病情更新護理計畫內容，且列入交班。從病人入院24小時內需完成的入院護理評估開始，除了與成人一般的入院護理評估外，在復健專科性護理評估項目特別強調的部分包括：肌力、ADL分級、吞嚥困難、肢體攣縮、疼痛及出院準備服務評估等。對於病人的教育、職業、經濟狀況、宗教、語言、主要照顧者、居住方式…等基本資料也必須全面性的詳細評估。據此評估確認病人健康問題，建立能引起病人動機的復健護理計畫及相關措施，並將評估過程、計畫擬訂、措施執行及評值的過程，詳實的書寫於護理紀錄中。至於每日護理照護內容有護理評估（含生命徵象、大小便情形、情緒憂鬱、皮膚完整、睡眠型態、使用藥物作用及副作用、復健治療計畫執行及追蹤）、疼通評估、跌倒評估、壓瘡評估等，來確認護理計畫問題，擬訂執行措施，以防止進一步殘疾、減少併發症及避免不良事件的發生。

如前章節所述CARF十分注重團隊合作及溝通，因此透過護理各項評估，系統能主動將高危險的病人在跨團隊平臺系統通知復健、營養、社工、出院準備等各團隊專業人員，進行評估及記錄，公開提供各團隊參閱，以查詢病人的復健目標及會診內容建議。同時護理人員每日三班使用電腦護理交班單進行病人復健目標及復健治療項目、時間及加課內容做交班追蹤提醒。每次病人到治療室則藉由「跨團隊復健治療共同評估單」紀錄，來進行醫師、治療師及護理師團隊間橫向的溝通。又在進程病歷紀錄內可以查詢病人近二週的物理、職能及語言的各項復健日標及計畫。

爲符合CARF 2-B-39條文對個案學習需求及期望的評估，能提供正式及非正式的教育方式。護理人員在評估衛教對象的使用語言、文化背景、教育程度、衛教需要、學習動機、學習障礙等相關資料後，選擇適當的護理指導工具及方式，提供個別化的衛教，並記錄於衛教指導系統內。這些多元衛教資料及工具形式包括有：衛教單張、疾病衛教手冊、海報、多媒體、網路及電子文件等，在病床邊有床邊衛教系統提供個別化衛教文件、影片及復健相關網站，也可以手機APP掃讀QR Code連接衛教影片及復健網站。

第三節　治療師評估與記錄（林立峯、林睿騏、蔡園菁）

一、重點摘要

以個案爲中心，團隊爲導向的精神來看，評估紀錄的部分，應強調完整性，並顧及個案的需求，且在團隊之間能有效溝通。應涵蓋服務個案功能表現、活動參與、個人因素（文化、宗教等）及環境因素，並且和個案／案家共同討論訂定治療目標。此部分是平時職能治療原有的工作，未因此次評鑑而有所調整。

二、條文說明及準備方向

（一）對接受住院復健服務的病人，以病歷記錄病人的基本資料及入院評估，治療師在第一次評估後應按照病人種類填寫復健醫學部物理治療報告單（Initial Note），詳列病人基本資料、理學檢查、行動功能、主要問題及治療項目與衛教等。

（二）治療師於病人每次至治療室接受治療時，均應填寫跨團隊復健治療共同評估單（各職類如醫師、護理、治療師等評估紀錄上亦會記載），詳細填寫當日復健治療項目、復健表現、建議加強床邊運動、配合度及不良生理反應等，並於填寫後蓋章。

（三）每隔兩週需再做追蹤評估，填寫復健醫學部物理治療報告單（Progress Note）、修正治療方向及改變情形。出院時再做一次出院評估，填寫復健醫學部物理治療報告單（Discharge Note），詳列患者基本資料、主要問題、治療項目、目標達成率及出院建議與居家運動建議等。

（四）舉例說明：

病歷號碼：　　　床號：
姓　　名：　　　性別：
出生日期：　　年　月　日

神經系統受損物理治療評估量表

Physical Therapy Evaluation Note for Neurological Lesions

☐Initial ☐Summary ☐Acceptance ☐Discharge Note　　Testing Date:___/___/___

I. Basic Data:

Diagnosis: ______________________________ Age: ___ y/o

Date of onset:___/___/___ Home environment: ___F___elevator Date of PT starting:___/___/___

Image finding: CT/ MRI/ X-ray: (___/___/___)______________________________

Date/ type of OP: (___/___/___) ______________________________

Medical history: ☐HTN ☐DM ☐CAD ☐Hyperlipidemia ☐Others______________

Notes: ______________________________

II. Physical Examinations:

Consciousness: ☐clear ☐drowsy ☐lethargy ☐stupor ☐coma ☐E___M___V___

Mentality: ☐NA ☐N/T　Judgement ________ Orientation ________ Memory ________
(1 = intact, 2 = impaired)　Abstract thinking _______ Calculation _______

Communication: ☐intact ☐slurred speech ☐mute / ☐Chinese ☐Taiwanese ☐Hakka
☐follow simple command ☐follow gesture / ☐global ☐comprehensive ☐expressive aphasia

Vision: ☐intact ☐homonymous hemianopsia ☐neglect / ☐R ☐L ☐others______________

Facial palsy: ☐none ☐R ☐L / ☐mild ☐moderate ☐severe / ☐central ☐peripheral

Muscle tone: RUE: ☐normal ☐flaccid ☐hypotone ☐spasticity, MAS (0-4): flexor / extensor _____
RLE: ☐normal ☐flaccid ☐hypotone ☐spasticity, MAS (0-4): flexor / extensor _____
LUE: ☐normal ☐flaccid ☐hypotone ☐spasticity, MAS (0-4): flexor / extensor _____
LLE: ☐normal ☐flaccid ☐hypotone ☐spasticity, MAS (0-4): flexor / extensor _____

ROM: ☐WNL ☐limitation ☐site______________________________ ☐special sheet

Pain: ☐none ☐site______________　Subluxation: ☐R ☐L (____fb)

（五）語言治療

本院的語言治療中心，主要是負責語言治療、呑嚥訓練、發聲矯正及嗓音治療等等。準備評鑑時，主要分爲兩個重點部分。第一是對於語言治療師能力的培訓及進院後的進修。第二是治療師的評估和病歷紀錄。在治療的過程中，語言治療師不僅僅是面對他們的病人，同時也會和家屬進行討論。因語言治療包括社交互動能力的部分，因此家庭也是一個相當重要的環節。此外，對病人進行語言治療時，不僅會運用到語言治療的專業，也需要與其他領域的專業進行討論。

在治療師能力的認定方面，新進人員需具備什麼樣的能力來治療復健科的病人。主要就是通過國家考試，以及一定的實習時數取得證照，才能進入單位服務。

評鑑時要說明單位的語言治療師主要具備什麼樣的能力，以及他們進入單位後的進修制度和監督的機制。因此，語言治療這個部分的準備方向可以朝向，語言治療師一到職的評核方式與他們未來如何訓練治療的能力。資深人員應協助、觀察新進人員，看他們是否具備治療時應有的所有能力。

在語言治療的病歷紀錄部分，就是以個案爲中心。內容主要是評估個案的語言能力、呑嚥能力、口腔功能及社交互動的能力。除了對個案進行治療外，也會同時與個案及家屬討論治療的方向。在個案討論會議中，語言治療師也會和其他不同領域的專業進行討論。

本院評估和紀錄的部分，根據現有的內容已可符合此次評鑑的標準。需加強的部分大概就是治療師進修課程的呈現。除了對新進人員的監督外，所有治療師仍需進行在職教育訓練，以精進各方面的能力，隨時掌握新趨勢。治療時，資深人員也應監督資淺人員，看他們是否治療得適當。評鑑委員亦特別提及吞嚥攝影的部分，本院的語言治療師僅參與最末端的部分，就是看報告結果。但在美國，是由語言治療師執行此業務或是參與整個流程。

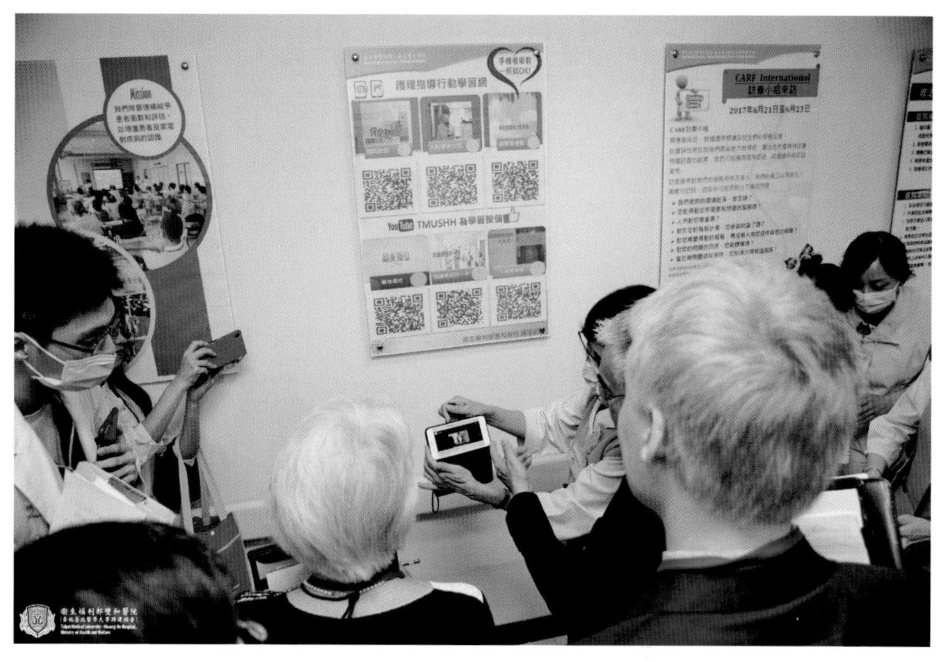

多元衛教資料及工具

第三篇　正式評鑑

第一章　三天行程的安排

周林傳

一、重點摘要

在行程安排方面，CARF的評鑑制度可說是相當彈性。就如同CARF組織一貫的作風，他們希望看到的，並不是制式化的項目。而是在和受評單位溝通討論後，他們所要呈現出來的重點。正式評鑑時，委員依然會和受評單位有密切的互動及溝通。委員會在實地訪查的過程中，不斷地提出問題讓受評單位回答。也會利用每天早上的時間，再次提醒院方他們想要看到的東西。整個正式評鑑完成之後，委員也會在離開前給予單位一些初步的建議以及想法。讓受評單位可以很即時的了解自身的狀況。

二、條文與準備方式

評鑑委員在評鑑前30天會與受評單位協調實地訪查的一些事項。而我們所需要做的，就是盡可能地達成委員的需求。如果有問題，也盡量要在正式評鑑前反映出來。使院方和委員間能盡早尋求共識，做出溝通。

經驗上來說，評鑑委員會想知道每天的評鑑行程從幾點開始。

時間安排上，一般的建議是七點半到八點半之間開始做評鑑。至於，中間的一些評鑑行程：第一天會有一個簡介，用來向委員和受評單位解釋評鑑的方向及可能的評鑑結果，之後單位主管可針對院方的一些長處以及特色做一個簡介報告。委員會希望在簡介後進行單位尋訪（organization tour），單位尋訪時，我們的經驗是帶委員去參觀復健病房以及復健治療室。

中午委員會需要一到兩小時的休息時間，之後就是依據各個委員要看的項目，安排受評的人員以及文件。委員需要看哪些項目，在評鑑前30天會經由email告知細節的部分。每天早上都會有daily briefing，委員會跟我們說明他希望今天能看到什麼東西，或是詢問前天提出的問題有沒有補充資料可以給他們。其實在實際訪查的過程中，委員提出的問題如果無法立刻的回答，他們也能接受在整個實際訪查結束前，給予他們補充資料來回應他們的問題。最後一天，通常會希望在下午三點以前結束所有的行程。所有行程結束前會有一個exit conference，委員會向院方提出一些初步報告。

三天的行程中，最重要的就是保持良好的溝通管道。委員相當喜歡和大家保持溝通管道的暢通，有什麼問題都可以盡量向他們提出。以人性化著名的CARF評鑑，沒有固定的行程安排，基本上都是看委員的需求來決定。但原則上正式評鑑還是以參觀機構為主，盡量不要安排晚間行程和休閒行程。

第二章　人員面談的準備

胡翔越

一、摘要

所有面試人員包含復健醫學部主任（Medical Director）、住院組（Admissions/Preadmissions）、出院準備／轉診（Referral Sources）、復健科醫師（Physician & Resident）、護理長（Nurse Manager）、各班護理師（Nurse-day Shift & Night Shift）、物理治療師（Physical Therapist）、職能治療師（Occupational Therapist）、語言治療師（Speech Language Pathologist）、臨床心理師（Clinical Psychologist）、社工室（Social Worker）、個管師（Case Manager/Case Coordinator）。在所有人員的訪談中，第一個問題一定是對於CARF的了解有多少，之後再進行訪談。

二、準備重點

以下列出各職類人員的重點問題：

（一）復健醫學部主任（準備資料：研究論文呈現）

1.醫院的優勢在哪（包含醫院和科內）？

2.有哪些能夠展現醫療品質的地方？

3.主任的主要職責爲何？

4.貴部門對於社區的貢獻？

5.貴部門預算是如何編列的？

6.如何設定復健醫學部相關重大項目？

7.各職類人員薪資／預算設定？

8.研究經費的來源？

9.貴部門的研究發展？

（二）出院準備單位（準備資料：跨團隊系統—出院準備服務系統）

1.請描述你的工作內容？

2.請敘述你針對病人的評估內容？

3.如果遇到家庭支持不好的病人，你們會如何介入？

4.請問你們有出院準備的衛教資料嗎？如果遇到不識字的病人你們如何解決？

5.你們的出院衛教部分包含哪些層面（會請你每個細項都介紹）？

（三）護理長／護理師（準備資料：護理交班系統／護理紀錄）

1.請問如何交班病人的內科狀況／復健狀況／復健目標？

2.請展示你們的護理系統？如何交班？

3.若晚上發生事情，如何確定白班的人確實有被交班重要事項？有書面紀錄嗎？

4.病房有沒有做任何品質改善的事宜？

5.在復健團隊中如何與家屬溝通或幫助病人？

6.請問貴院針對新進護理師的脊髓損傷病人訓練計畫是？

7.針對照護者的訓練上，會給予怎樣的教育／衛教？

8.如何確認病人入院時的個人資訊（例如進食狀況、大小便情形）？

9.復健如何針對病人做出個人化的治療／訓練方式？

10. 在護理端如何得知病人的輔具改變狀況（例如從助行器轉成使用拐杖）？

（四）主治醫師（準備資料：相關論文研究）

1.請問你一天的工作行程是？

2.如何確定病房中的處置有最新實證佐證？

3.請問你的論文研究？

4.住院中如何與病人／照護者溝通復健相關事宜？

5.有做任何品質改善的計畫或研究？

（五）住院醫師／個管師（本部沒有個管師，故住院醫師與個管師訪談皆爲住院醫師出席）（準備資料：住院醫師個人學習檔案）

1.請問病人由急性病房轉至貴院做復健的評估方式？

2.請問你們的住院前評估資料？包含哪些資訊？

3.如果從他院轉入一位不適合復健的病人，你們會怎麼做？會如何給予該病人建議？

4.在病房中遇到不穩定之病人，你們的處置流程？

5.實行病房迴診的頻率？

6.與病人／家屬溝通復健的進展／目標的方式？

7.請問你們成效指標的呈現？在成效統計後的改善計畫是？

（六）物理／職能治療師（準備資料：PGY訓練資料、評估病人使用）

1.如何確認新進人員有足夠能力針對中風／脊髓損傷／腦傷病人做治療？

2.請給我看PGY（Post Graduate Year program）訓練資料（含個案報告、課程討論）？

3.請問你們針對新進治療師的脊髓損傷病人訓練計畫是？

4.申請治療師需要的儀器設備流程？院方儀器採購核可率如何？

5.沒有PGY訓練的人請告知大四的實習計畫？

6.貴單位的PT/OT（Physical Therapist/Occupational Therapist）學生數目爲？多久會評估工作表現和考核？

7.請問貴院的院內繼續教育內容？請問關於消防和急救訓練的課程？

8.各位有沒有機會在評核的過程中，將自己的目標放入？

9.各位治療師給每位住院病人多少治療時間？頻率？

10. 關於住院病人，週末會加課嗎？

11. 可以告訴我如何給予病人／家屬衛教的資訊？

12. 在治療時，家屬會多常進來？

13. 病人如何取得適合他的輪椅？針對特定疾病有客製化的輪椅嗎？

14. 脊髓損傷和腦傷病人的評估範例？

15. 針對學生評估的結果是否有監督者修改紀錄？

16. 即使新進治療師有證照，他們有針對各類疾病的學習評估紀錄嗎？多久進行評估一次？請給我看評核和上級修改紀錄實例？

17. 資深治療師的評估考核？

（七）語言治療師（準備資料：PGY訓練資料、評估病人使用表格）

1.如何確認新進人員有足夠能力針對中風／脊髓損傷／腦傷病人做治療？

2.請給我關於訓練時的個案報告實例？

3.請說明關於你的吞嚥影像檢查學習方式？

4.關於繼續教育，如國際會議，醫院有提供治療師補助嗎？赴國外開會是使用公假還是特休？

5.貴單位的Speech Language Pathologist學生數目爲？多久會評估工作表現和考核？

6.請問貴院的院內繼續教育內容？

7.各治療師給每位住院病人多少治療時間？頻率？

8.關於住院病人，週末會加課嗎？

9.可以告訴我如何給予病人／家屬衛教的資訊？

（八）臨床心理師

1.請介紹你的背景、學歷、教育訓練過程和工作內容？

2.你之前有受過哪些針對腦傷或中風病人的認知訓練？

3.進到醫院來有接受哪些新進人員訓練？

4.你的工作主管是？

5.如果你要請假的話，病人會如何安排（本部評鑑當時只有一位臨床心理師）？

（九）社工

1.請告訴我一天的工作安排？

2.每週與病人家屬開會的次數？

3.參加跨團隊會議時會報告哪些事情？

4.看一個個案會花多久時間？一天看個案所花時間？

5.手邊同時最多有幾個個案需要處理？

6.當病人回家需要幫助但沒有家人或需要幫忙時，你們如何提供服務？

7.請問病人的情緒調適也是你們的職責所在嗎？可以舉個例嗎？

第四篇　行政配套

第一章 如何與CARF總部溝通協調

周林傳

一、重點摘要

CARF組織非常注重評鑑委員和受評單位間的溝通流暢度。他們希望，整個評鑑過程是可以透過彼此的溝通及協調來創造評鑑能給予單位的最大效益。因此，保持和組織的密切聯繫便是相當重要的一個部分。CARF評鑑會給予單位一個聯繫總部的溝通橋梁。讓受評單位能隨時與他們聯繫，有任何問題或是想法也能及時提出。

二、條文與準備方式

在正式評鑑前，受評單位會透過resource specialist和CARF總部進行連繫。而交流的內容，基本上分爲兩個部分。

第一個部分是，在評鑑前受評單位總是會有很多問題。例如，對評鑑制度的不了解，或是對評鑑的方式有疑慮。這個部分就是在提出評鑑申請之後，若有任何問題都可以向resource specialist提出。包括像是對條文的標準不清楚，或是覺得條文不適用，行政上過程不清楚之處皆可詢問。我們的經驗是在評鑑委員名單出來前，每週都寫一些mail去詢問一些問題。這樣除了保持溝通管道的暢通之外，也能對評鑑的內容更加熟悉。

第二個部分就是和評鑑委員的直接聯繫。若連繫不到委員，還是必須經由Resource Specialist去做轉達或是提醒。與評鑑委員做直接聯繫的目的，就是針對評鑑內容的規劃、他們想要看到的東西，以及一些來臺的交通方式或是飯店需求等細節去做確認和規劃。

第二章 行政協調的眉角

林靖瑛

一、重點摘要

對隸屬於醫院其中一個部門的復健醫學部而言，CARF評鑑就是將JCI評鑑搬到復健醫學部，由復健醫學部擔任總策劃，邀請其他單位同仁共同完成評鑑準備。因此，行政協調的部分就顯得格外重要，爲了避免增加其他單位過多的負擔，必須精準、明確地告知相關單位需協助之處與準備的資料。

二、準備方向

CARF評鑑條文中，與住院復健方案有關的條文達179條，條文囊括管理、醫療、護理各面向，如同一個小型的JCI評鑑，對屬於醫療單位的復健醫學部而言，準備起來備感吃力；除了必須趕緊了解條文內容，又因對行政單位業務的熟悉度有限，初期在進行條文分配時，著實傷透腦筋。萬事起頭難，此時就必須邀請對行政單位業務熟悉者，例如：主導評鑑的副院長、秘書室主管或醫療品質部主管，一同參與條文導讀，一起思考需準備的大方向，並告訴我們哪些資料可以找哪些單位負責準備。

當然在確定要參與評鑑時，院方高層的決心很重要，必須由院長於主管會議上宣布，請各單位全力協助復健醫學部通過評鑑，這樣後續作業才能順暢。完成第一次導讀後，準備方向也確立了，需要哪些單位協助也有概念後，接下來就是啓動作業，召開跨團隊會議時，一定要請副院長級以上的長官主持會議，會議前務必要先向長官報告條文分配的初稿，確認可行後，直接於會議上宣達，以減少條文分配上的失誤與降低阻力。

此外，時程表的訂定亦十分重要，必須掌控好時間，何時需繳交初稿、何時完成審閱、何時完成條文二讀、資料夾何時定稿付印，都必須隨時有專人追蹤進度，並提醒大家。

再則，條文準備格式、範本，也必須統一並盡早公布讓所有單位知悉，這樣文件準備才有所依循。

上述總總規劃都必須有位靈魂人物負責，定出時程表、安排每週條文導讀與進度追蹤會議，每次會議都要審視前次會議進度，並訂定下次追蹤事項。爲了掌控每次會議的效率，事前資料的蒐集與催繳就很重要，在不傷和氣的情況下，蒐集所需的資料，也是一門藝術。

其實在準備階段，最困難的情況之一，就是跨部門協調，例如：爲了使醫療團隊能更便利了解病人的治療狀況，進行資訊系統的調整，除了因應評鑑的需求外，還牽涉到使用者與程式設計者，使用者必須改變原有的工作方式，程式設計者必須放下手邊工作，先花時間改寫程式，兩者間還必須溝通所欲呈現的內容、操作方式，這一來一往需花費很多時間，且必須讓雙方都願意改變與滿意，就難上加難。此時，部門主管的領導方式就很重要，獅子與麵包孰輕孰重，都必須適當的拿捏。部門的凝聚力愈強，愈能打好一場勝仗；而打仗是必須靠團隊力量，不能單打獨鬥，所以一兵一卒皆很重要，所有評鑑訊息都必須能傳遞給復健醫學部門的所有同仁，讓同仁都有參與感，哪怕只是對治療環境整潔的叮嚀，都是必需的，因爲這與安全有關。

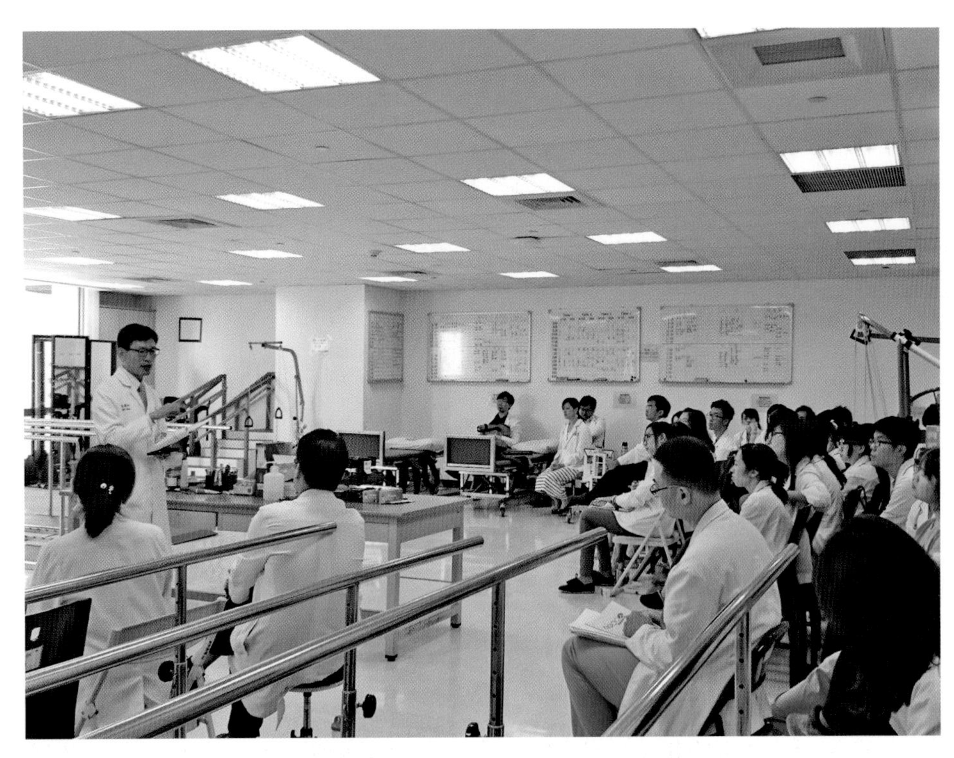

復健醫學部CARF準備內部宣導會議

第三章 預評的重要性

林靖瑛

一、重點摘要

「預評」顧名思義是「事先模擬評鑑」的意思，是希望透過第三者的角度來了解評鑑準備的程度，找出有疏失或遺漏之處，改善並加強之。同時也讓同仁有臨場感，以降低正式評鑑時的緊張。

二、準備方向

在此再次強調時程表安排的重要性，「預評」並非在覺得所有事情都準備好了才安排的，因爲永遠沒有十全十美的時刻。

在距離評鑑三個月前就要展開第一次預評，此時或許只完成一次導讀，對條文的準備也懵懵懂懂，這些都沒關係，因爲這次預評的目標，是要讓大家開始感受評鑑近了，必須加快腳步準備；同時也藉此次的預評，向預評委員請教，釐清一些似懂非懂的地方，修正準備資料。

例如：CARF評鑑書面資料的準備很重要，委員要看的「Plan」，不僅僅是有制定政策而已，而是要從政策擬訂的原因開始，是根據什麼因素、什麼調查而決定制定此政策，當然從上述步驟到政策制定、執行，績效評估與最後的檢討改善，整個環節都要有紀錄，它可以是書面資料，也可以是線上資料。這些如果不是對CARF評鑑有經驗的專家，是不會告訴您的。

第二次的預評，就必須針對前次預評需改善的地方加強審查，也算是驗收成果，此時，所有準備應僅剩一些小小的缺失需要改善，資料夾的內容也大致底定。如果第二次預評的結果符合期待，已準備得差不多了，第三次預評就可以請院內的長官，再巡視一次僅剩的缺失。

另有一項重要的準備就是「人員面談」，CARF評鑑會針對各職類人員進行面對面訪談，這在評鑑中占很多的時間，評鑑委員希望透過訪談，來了解員工的執行現況是否與政策吻合，同時也會訪談病人，看病人是否有接收到應有的訊息，以及詢問對醫院、醫療人員的評價。因此，如何準備受訪人員與資料，就顯得相當重要，這也必須特地舉辦一次「預評」。

每一次的「預評」都可以加深同仁對CARF評鑑的了解與熟稔，也可增強同仁的信心，所有的「預評」都是爲了順利通過正式評鑑，因此不得輕忽。

第四章 CARF翻譯人員的角色扮演

潘懿玲

大約在此次CARF評鑑兩個月前，劉主任詢問我是否可擔任翻譯工作，在答應此任務前我著實掙扎了好一陣子。雖然之前已翻譯過好幾場專業研討會，對於臨場口譯並不陌生，但我了解翻譯好壞對於評鑑過程是否順利有一定的影響，如果翻譯出錯，造成受訪單位無法呈現長期準備的成果，那更是嚴重的失誤。最後，出於對CARF的好奇心，我接下翻譯工作，也體驗了「條文配便當，手機追評鑑」的備戰生活。經歷了兩天半的實地評鑑，有些關於CARF翻譯的心得與大家分享。

一、翻譯人員的資歷

翻譯人員除了具備中英文溝通能力，並熟悉現場口譯，最好能是復健相關的團隊成員，且曾經有參與醫院評鑑的經驗。專業的英文翻譯雖好，但由於CARF評鑑內容皆爲復健相關領域，即使條文內容的英文並不難懂，但每項條文的意義，與評鑑委員所詢問的問題，若純粹按照字面翻譯，很有可能出現詞不達意的情況，若翻譯人員熟悉復健領域，並有評鑑的相關經驗，則更能精準了解問題與委員發問目的，也有助於釐清受訪者對問題的了解。

二、翻譯人員的事前準備

翻譯人員的事前準備，包含：（一）對於CARF條文的了解。由於翻譯是評鑑委員與受訪人員之間的溝通橋梁，因此一定要了解條文的內容，尤其是專有名詞的中英文。當確定評鑑委員後，要再針對委員訪視內容分工的條文再仔細看過一遍。（二）對受評單位的了解。這點也就是前段所提及，對復健領域的團隊組成，工作內容與流程大致了解。這樣在翻譯時有助於釐清問題，也協助受評人員能迅速提供委員需要的資料（洪傳岳、邱文達，2010）。另外，在中英文翻譯上需要記熟單位與職稱的中英文翻譯，在正式會議上的介紹才不會出錯。

三、現場翻譯

現場翻譯包括了訪談與會議時對話的口譯，以及在評鑑過程中對中文資料的當場翻譯。在對話口譯部分，最好是提問與回答都經過翻譯進行，避免受評人員聽完英文提問就直接回答（洪傳岳、邱文達，2010）。這並不是貶低受評人員的英語能力，而是讓翻譯仔細聽完翻譯對象的中／英文內容，理解其意思後，依照對條文與評鑑內容理解適時選擇翻譯用字與協助釐清；可減少因用字或理解不清產生的翻譯錯誤。此外，與陪評人員的團隊默契養成也很重要，陪評人員對於條文準備與受評單位情況最爲了解，若有好的團隊默契，在簡短對話或眼神接觸就可補充回答或聯絡提供資料，可讓評鑑過程更加順利。

在資料翻譯部分，由於書面審查的內容相當繁雜，委員多要求簡要翻譯單位準備的書面資料，這時對條文與資料內容的了解就相當重要，也多需與陪評人員合作，才能將委員所需的資訊迅速且清楚地呈現。

翻譯人員應在每天工作結束後回顧當天過程與針對隔日評鑑內容預作準備。因現場與評鑑委員相處時間最長者即爲翻譯，在翻譯過程中大致可了解委員想法或尚未釐清的問題，若能協助受評單位了解與準備，有助於受評單位銜接未完成或補充的工作，減少誤解重複發生，或針對委員關心問題能有充分解釋說明。

以上建議與分享，多來自於筆者參與評鑑的觀察與心得，當然也有菜鳥評鑑翻譯的我所犯的失誤，得向受評單位說聲抱歉，也眞心感謝團隊的協助。文中對翻譯人員應具備資歷與事前準備，有許多是筆者觀察賴甫誌老師翻譯的學習心得。例如，在第一天的環境訪視時，我不大了解爲何賴老師要用許多時間仔細地翻譯海報的內容，並且製造許多機會給團隊成員解說；後來才發現這些衛教內容與媒材，正是雙和醫院團隊特別突出的優勢，賴老師的翻譯讓評鑑委員在一開始就對團隊留下良好且深刻印象，也讓委員自然確認了相關條文的符合與佐證。在許多關鍵時刻，賴老師憑藉對CARF條文的了解，團隊默契與精準的翻譯化解疑慮，這份「神救援」，也讓我更能體會翻譯在評鑑中所扮演的角色與擔任溝通橋梁的重要性。

參考文獻

1. 洪傳岳、邱文達（2010）。〈JCI認證及再認證：國際醫院評鑑的經驗〉，《台灣醫界》，53: 49-53。

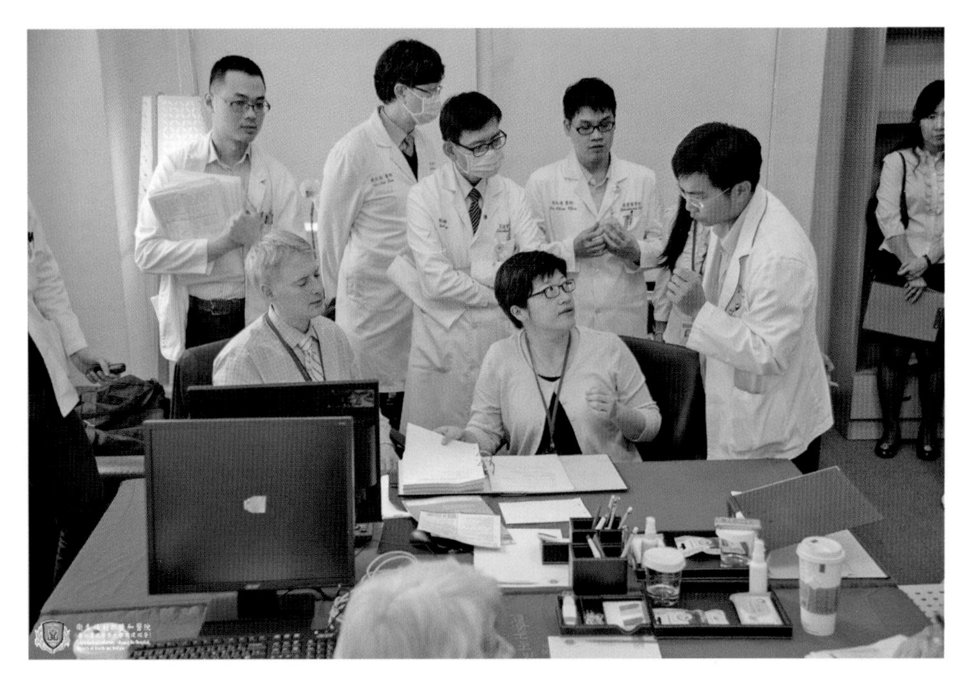

翻譯人員認真聆聽同仁的回答

第五篇　參與CARF評鑑的期許

第一章　醫療副院長的期許

張丞圭

雙和醫院自開院以來，歷任院長都以追求提升醫療品質爲目標。很多人會疑惑，爲什麼雙和要一直接受評鑑，畢竟做評鑑對院內的職員來說是一份額外的負擔。之所以要一直做評鑑，其實是因評鑑是一個提升醫療品質相當好的途徑。學生透過考試對自身的學習狀況做檢驗；醫療服務提供者也一樣，透過評鑑來審視自身是否能給予病人最好的醫療環境。這就是雙和自創院以來至今一路接受過許多評鑑的原因。極高的自我要求，使雙和醫院成爲在臺灣醫療體系中接受評鑑密集度較高的醫院。

其實評鑑本身並不是我們的目的，而是我們的手段。評鑑成績固然重要，但從事前準備到評鑑結束的整個過程，才是我們要著重之處。正式評鑑前的預評能讓我們回頭檢視是否有可再提升改善的地方。透過第一次的自我檢視，可以更了解目前的狀況，針對不足的部分再做努力。正式評鑑的各個指標，即可讓我們更清楚地了解目前的水平到哪。藉由評鑑，我們可以知道目前國際的標準爲何？院內符合標準的項目有哪些？尚有改善空間的項目又有哪些？愈能掌握不足之處，愈能日趨進步，提供病人更好的服務。這也就是爲何院方非常支持復健醫學部申請CARF評鑑的原因。

在準備的過程中，很高興復健醫學部團隊卯足全力地準備每一項細節，反覆地預評，也顯示了復健醫學部團隊對這次的評鑑有很強的企圖心。希望能做到最好，也期望自己的團隊能夠擁有國際水準；在此部分，復健醫學部爲全院各科樹立了一個標竿。

在準備評鑑時，我們應不斷地問自己，還有什麼能做的、還有什麼能讓我們更好，讓我們站在臺灣的最前面，甚至在國際可以與他人一較長短。如果每一個臨床科都有這樣的企圖心，雙和應可以成爲全國一流，甚至國際一流的醫院。這就是我對參與CARF評鑑的期許。

劉主任提出要接受CARF評鑑時，其實院方是非常高興地。畢竟在臺灣目前並沒有任何一間大型醫院接受過CARF評鑑。在全世界的復健醫療上，CARF評鑑是一個復健醫療品質的標準。看見復健醫學部的所有同仁都相當努力、自動自發地完成每一個項目，幾乎沒有向院方提出欲增加什麼資源，讓人非常感動。這是一件臺灣任何一間大型醫院從來沒有經歷過的事，我們做得很好；復健醫學部的付出和努力，更加提升了院內所有單位進步的動力。

第二章 醫療品質副院長的期許

程毅君

早在2015年劉主任就已經向院方提出復健醫學部想要挑戰CARF評鑑的想法，該學年度在醫品部的協助下即編列了預算來籌備CARF評鑑。對於劉主任及復健醫學部積極的態度與企圖心，院方抱持著完全支持的態度。其實，一個單位的評鑑反映了醫院對病人照顧整體表現；此外，評鑑還能反映出機構許多不同的面向，包括醫院組織架構的安排、領導階層的管理模式等。評鑑不只是對申請單位的考核，也可以看出申請單位和其他科室的關聯性。醫院中若有任何一個單位做評鑑，便可以作為其他單位的範本，促使院內所有科別都開始檢視自己的作業流程與服務品質。任何一位病人在接受照護時，一定會接觸到不同的部門，例如會診、運送、出院手續等等，都需要跨部門的協調與配合，因此評鑑時整體流程的運作絕非復健醫學部單一部門的問題，只有全院通力合作才會讓評鑑順利通過，所產生的綜效也不會只侷限於復健醫學部內。

評鑑的準備上，院方剛開始對認證條文也相當陌生，但實際接觸條文後，仔細檢視其內容，發現其實相當符合院方原先認知的狀態，在三次的JCI評鑑的基礎下，各單位對評鑑條文的認知也都並不陌生，即便遇到新的評鑑內容，也能迅速地進入狀況。

我們把CARF認證當作復健醫學部的JCI評鑑來準備。CARF評鑑在整個架構中是以病人爲中心的一種認證模式，所有的病人照顧都使用個別化的概念。且由醫院管理的角度來看，對院內任何一個單位的發展或對病人的照護，甚至產生問題時的改善，都有相當大的幫助。整個評鑑的模式其實與醫務管理有很大的連結性，以復健科而言，專業領域的部分可能會與神經外科、神經內科和骨科等科別的關聯性較高。但在眞正參與整個評鑑後，就會發現與其他單位的運作更是習習相關，包括感染管制、儀器設備的安全、危機管理方面的議題，都在評鑑的範疇內。而這些細節會形成一個網絡，醫院裡大大小小的網絡如果做得好，整個醫院的品質也必然會提升。透過評鑑，也能讓醫院內各部門的聯繫網絡變得更爲密切，很自然地就會建立起許多合作的機制。一個單位做認證，帶給醫院的好處就是院內各單位之間溝通改善的制度皆會建立起來。

這次在整個CARF認證的條文中，並不是所有的內容都完全參與。關於一些特殊族群、兒童復健等等的部分，還未納入此次的評鑑範圍，僅有成人的部分參與本次評鑑。其他部分也許在將來，復健醫學部運作進行的更完善後，就可朝此方向再做規劃。畢竟若只限於成人的話，還是有很多族群未能照護到。本院的復健醫學部其實並非完全未做不同領域的復健型態，僅因目前發展最完整的仍是成人的部分，所以其他內容才未能納入此次評鑑。往後可仿照此次成人復健的經驗對各部門進行改進、加強，特別是在復健的治療計畫方面尙有一些不足的部分。

至於日後精進的方式，不一定要倚賴三年一次的CARF認證，而是秉持著這樣的精神慢慢往此方向做起來。至於整個準備期間的運作，劉主任一開始即掌握了院內的管理核心，在受到院內的認可後，醫院必然會給予最大的支持。在工作分配方面，院內的領導階層也都有參與討論，這樣的運作模式基本上就能使阻力降至最低，工作分配時也幾乎沒有爭議，一小時內就高效率地完成了工作的分配。

醫院的評鑑，很重要的一環就是院內領導階層的支持。若領導階層支持，醫院的所有其他單位就會自然地配合與接受認證工作的分配。畢竟評鑑是一個額外的負擔，正常的狀況是單位內很多人都會排斥，但相信在通過的那一剎那或是評鑑結束的時刻，大家都會感到相當的喜悅，所有人員共同完成一個困難目標時，向心力與凝聚力就會自然產生。

對於此次復健醫學部的自我挑戰，在此代表院方表達肯定與讚賞，期許在CARF的基礎下，能夠提供病人更完善的服務與照護品質。

第三章 行政副院長的期許

李思智

當劉主任提出要做評鑑時，院內的領導階層其實都相當支持，因爲在當時，CARF評鑑在臺灣是沒有人做過的。所以當復健醫學部下定決心要接受這個挑戰時，其實就已走在臺灣的最前面了。此次的評鑑，無論是對整體醫院或是復健醫學部本身而言，都是一個相當良好的自我提升方式。因爲評鑑對院內的職員來說，是一個額外的負擔。今天我們的同仁願意自發性地完成此次的評鑑，正代表著他們願意自我挑戰，透過外部的評鑑去檢視自己，再進一步提升。這也是我們對劉主任和所有復健醫學部同仁感到相當欽佩的地方。醫院接受外部評鑑，就是不斷地在設定目標，透過目標的設定和實踐，一步一步的提升醫療品質，藉由評鑑的各種規範，去省思內部是否還有需要調整的地方。雙和醫院對評鑑其實並不陌生，在接受過JCI評鑑後我們才了解到，原來一個大型的國際評鑑，所注重的面向的是非常細也非常廣的。

就CARF評鑑而言，其評鑑模式和其他國際評鑑比較起來是較爲多元的。和全院的評鑑一樣，需要檢視的部分並不是僅限於復健醫學部，而是院內的各個單位都必須互相配合。因此，不論是硬體環境或人員方面都需要去留意。CARF評鑑的規範和院內平常的要求不大一樣，因CARF是目前國際間認可的復健醫療評鑑，因此他們的評鑑標準考量的更加寬廣。復健醫學部在這整個評鑑過程中，不斷地在改變提升，除了復健醫學部本身外，連帶的也提升了全院的服務品質。

CARF評鑑有點類似把JCI評鑑濃縮在單一部門裡，其評鑑的特點在於整體醫院的營運管理，更特別的是亦相當注重財務面的部分，這是和JCI評鑑較爲不同之處，很少單一評鑑會特別重視財務面。CARF評鑑從一開始醫院的策略規劃與財務面上的結合，包括營收的部分，都相當仔細地檢視。他們希望一間醫院不僅服務做得好，還能長久的一直營運下去。此外，CARF評鑑也相當注重危機管理的部分，但其危機管理的焦點與臺灣還是有所不同，美國的危機管理較重視醫療糾紛，而臺灣則較重視環境安全。

另外，CARF評鑑還會希望單位做出一套改善方案，針對不足的部分再做加強。以往復健治療時，整體規劃較不全面，一套完整的復健流程，會同時需要復健治療師與醫師及其他專業人員的協助，而此部分正是我們需要做加強的。CARF評鑑對復健醫學部的幫助很大，也在雙和醫院建立了標竿。最後，院方也希望能給予病人更完整，更便利的醫療照護，透過一些資訊化的改善，讓院內的夥伴們在服務病人或是準備評鑑時，能更加輕鬆。醫院整體的配套做得好，才能使服務品質增進及更有效率。

國家圖書館出版品預行編目資料

從JCI到CARF：復健醫療品質國際認證之路／衛生福利部雙和醫院作. ——初版.——新北市：衛生福利部雙和醫院, 2017.12
面； 公分
ISBN 978-957-11-9510-0（平裝）
1.衛生福利部雙和醫院 2.醫院行政管理
3.復健醫學 4.品管認證
419.333 106022674

從JCI到CARF：復健醫療品質國際認證之路

總 策 劃 — 李飛鵬
總 編 輯 — 吳麥斯
編審委員 — 張丞圭、程毅君、李思智
主 編 — 劉燦宏
執行編輯 — 林靖瑛
發 行 者 — 衛生福利部雙和醫院（委託臺北醫學大學興建經營）
地 址：23561新北市中和區中正路291號
電 話：02-22490088（代表號）
網 址：http://shh.tmu.edu.tw/
出版日期：2017年12月初版一刷
定 價：新臺幣480元